ゼロからの
専門病院開設

岩盤規制を乗り越えて

山下弘幸 YAMASHITA HIROYUKI

幻冬舎 MC

ゼロからの専門病院開設

――岩盤規制を乗り越えて

はじめに

私は15年前、齢《よわい》51歳にして福岡市で甲状腺・副甲状腺専門の小さなクリニック（やましたクリニック）を開設した専門医です。ニッチな業界の中で少しずつ成長を重ね、３年前には、全国で数十年ぶりとなる甲状腺・副甲状腺専門病院へと事業拡大をすることができました。現在はその「医療法人福甲会 やました甲状腺病院」理事長・院長として、診療と経営に携わっています。本書では、そろそろ定年を意識し始めたくらいの一介の専門職が一念発起、小さなオフィスで起業し、なんとかその道で全国区の医療機関にまで事業を育て上げることができた、その軌跡を振り返っていきたいと思います。とはいえ、これは病院開設の指南書ではなく、医療業界を舞台にした私の起業物語です。医療業界に限らず、独立してビジネスを拡大する際に多くの人がぶつかるであろう壁がこれまでたくさんありました。私がどう対峙してきたのかをお伝えすることで、会社から独立してビジネスを立ち上げたいと思っている方や、その身近にいる方たちにとって少しでもヒントになれば幸いです。

私は医療業界に対して初めから志があったわけではありません。むしろ、普通の大学生としても、劣等生の部類だったといえるでしょう。確たる夢もなく、なんとなく入学した大学でろくに勉強もせず、3年で中退。その後、高校時代に好きだった女性（現在の妻）が徳島大学の教育学部にいるという理由で、同じ大学の医学部を目指して猛勉強。運よく進学し、なんとか6年で卒業したという程のものです。外科を専攻したのちは誰にも負けない臨床力をつけようと、もちろん一所懸命に努力はしましたが、甲状腺外科というマイナーな領域を専攻し、なおかつ自分が開業をすることになろうとは、夢にも思っていませんでした。

独立開業も、決して恵まれたとはいえない状況の中でのスタートでした。動き始めたのが51歳とかなり遅く、前の勤務地が別府市であったため、それまでに築いてきたつながりをほぼ断ち切った新天地での出発だったからです。初めから十分な病床を確保するのは困難で、クリニックで外来診療を行いながら、近接した病院の開放型病床（施設・設備を地域の医師に開放し、利用してもらう病床）で手術をさせてもらうという形をとらざるを得なかったのです。

そんな状況でも手術症例は年々増加し、開業４年後、甲状腺・副甲状腺の手術症例数では日本で４番目の施設になりました。甲状腺の患者は継続した治療や経過観察が必要です。そのため、初診や手術予定の入院患者だけでなく、再診も含めて、外来患者が徐々に増えていきました。より多くの患者に適切な治療を継続するためにも、甲状腺内科・外科医を育て、施設を拡大する必要性が高くなってきました。日本では甲状腺・副甲状腺疾患に特化した専門病院が患者にとって重要な役割を担っています。そこで私も自前で病床を有する新たな専門施設づくりを目指すことになったわけです。

しかし、それは病床過剰の問題を解消したい行政の意向とは真逆の活動です。当時、有床診療所の開設を問い合わせるために福岡県庁を訪問した際は、最初から結論ありきで「絶対無理だ」と、けんもほろろでした。開設のための条件さえ教えてもらえませんでした。

こんなとき、経営に問題のある、あるいは後継者がいない病院の経営権を承継することができれば苦労はありません。すでに営業権をもっている企業をＭ＆Ａで獲得するようなものです。しかし、私にはそこまでの資本力はありませんでした。

結局、「あらゆる伝手《つて》を頼る」という地道な〝戦略的行為〟によって目的を達し、なんとか独立開業の6年後、有床診療所の開設に辿り着いたのです。

さらにその後、専門病院への成長を目指したのも、病床不足が深刻になり、適切な診療環境を確保しつつ、経営の安定や人材確保を図るためでした。これも建設予定地に出てしまった埋没文化財の対応や、優秀な人材のリクルーティングなど向き合うべき課題が山積みでしたが、ありがたいことになんとか実現することができました。

こうして、クリニックから有床診療所へ、有床診療所から専門病院へ。2つの大きな壁を経営者として乗り越えることができました。

当然、すべてが順調ではありませんでした。私には最大のリスクとして、健康問題が開業翌年の4月よりつきまとっていたのです。股関節の手術後の創部《そうぶ》膿瘍《のうよう》による合併症のため、立位保持も危うい状況に陥ったこと、その後の肺がんの発見など、ひとつ間違えば、外科医としてはおろか、経営者としても再起不能に陥る事態がたくさんありました。

それでもなんとかここまで来られた私は、自分が運に恵まれたことを否定しません。しかし、その運も理由があって私に味方をしてくれたのだと思うのです。

なかでも、夫婦でありながら仕事では同志として寄り添ってくれた妻、私に共感してくれた仲間である医師たちの存在は大きかったといえます。振り返ると、過去のところどころに岐路がありました。「人間万事塞翁《さいおう》が馬」と信じた末なのか、「後悔をしたくない」という気持ちを尊重したせいなのか、あるいは女神に恵まれたのか。いずれにせよ、大切な目標（夢）があり、念ずれば通ずることを信じ、努力すればおのずと道が開けることを、私は独立開業を通して学びました。

ここまでの道のりで心が折れそうになることは何度もありました。でも今は、実力以上の登山に成功した高揚感に近いものを感じています。

立命館アジア太平洋大学学長である出口治明先生は、「人間の99％以上はやりたいことが分からずに死んでいく。一生探し続けて、やりたいことが見つからなければ、自分は多数派だったと思って死ねばよいだけだ」と述べていますが（「週刊東洋経済」２０２０年10月17日号）、まさにそのとおりだと思います。私だって、元は99％の側の人間だったのです。仕事で悩んでいる方や起業を考えている方には、こんな遅咲きの人もいることをぜひ知っていただければと願っています。

目次

第2章

挑戦――オンリーワンになる
選択と集中で切り拓いた甲状腺外科医への道

第3章

邁進――自分の足で立たなければ次の成長はない
クリニックを「有床診療所」化する

第4章

勝負――人を動かすのは「事実による説得」だ
事業拡大を成し遂げた、決めの一手とは

第5章

未来――目指すは世界に発信できる施設になること

さらなる飛躍を目指し、専門病院化を実現

第1章

試練——背水の陣で独立を決意する

クリニック開業を実現するまで

独立を決意したある出来事

「潮時かもしれない」

私が辞職を決意したのは、２００５年10月のことでした。

当時の勤め先である野口病院は、甲状腺・副甲状腺疾患（甲状腺・副甲状腺の病気）、糖尿病などの生活習慣病を専門とする施設で、年間６万人近い外来患者が通う大規模病院です。当時の野口志郎院長は、国際内分泌外科学会の会長を務めるなど、業界を担う自負もお持ちの方でした。

私が九州大学第一外科に入局した当時、指導教授のもとですべての領域の手術を担当しながら経験を積むことになっていましたが、新任教授の方針によって臓器専門性が重視されるようになり、乳腺・甲状腺グループに配属されることになりました。そこで甲状腺患者を受け持つようになり、その分野の日本トップである野口先生のもとで働く機会に恵まれたのです。

野口先生に最初にお会いしたのは１９８８年にマレーシアのペナンで開催されたアジア外科学会でした。奥様と一緒にいらしていましたが、立ち居振る舞いが非常にダンディな印象を受けたのを覚えています。当時、私はまだ野口病院のことを知らなかったため、この時は挨拶程度の会話で終わっています。

その５年後となる１９９３年、九州大学第一外科の助手として乳腺・甲状腺グループに配属されるわけですが、当時、第一外科での甲状腺手術は年間40例程度と少なく、「これではとてもじゃないが専門家になるのは厳しい」と感じていました。そこで、野口病院を見学に訪れ、その見事な手術と効率的な外来、手術室運営に深く感動し、見学の帰りには、もう「この病院で修業したい」と心で決めていました。

１９９４年の暮れ、私は「野口病院で働きたい」と講座の責任者であるＴ教授に打ち明けたところ、「やりたいことをやりなさい」と快く承諾してくれ、１９９５年４月、ついに赴任がかなったのです。野口先生は九州大学第二外科の出身で、一方私は第１外科出身だったのですが、医局の違いなどまったく意に介さず、心温かく私を迎えてくれました。

卒後年数の割には甲状腺手術の経験は少なかった私を、野口先生とスタッフの先生方は辛抱強く指導してくれました。手術は執刀医、助手と看護師の３人１チームで行われますが、私は主に野口先生と組ませてもらいました。手技の順番をきめ細かく決め、律儀にそれを守るというスタンスの指導医もいましたが、野口先生は基本の順番は尊重するものの臨機応変に変え、手技も変えていました。私が若い医師を指導するやり方はこのときの野口先生の指導法から学んだものです。

野口先生のもとでの11年間で、私は先生からさまざまなことを学びました。専門領域はもちろん、世間の渡り方、酒の飲み方、人生の味わい方までも。父親を早くに亡くした私にとって、野口志郎という人は、親父のような存在でした。人生の師匠でした。

野口先生は２０１８年6月に逝去されましたが、お酒をこよなく愛された、元気だった頃の先生を今でも思い出します。読書家で博識だった先生との席は、いつも楽しいものでした。行きつけの寿司屋で大将や馴染みの顔と談笑しながら酒杯を傾けるとき、先生の笑顔がふと脳裏に浮かぶのです。

そんな風に11年間、十分な地位を与えられながら、診療・研究の環境にも恵まれた生活を送っていました。

にもかかわらず辞職を決意するようになったのは、人事に対する不満が募ったのが原因でした。大学から派遣された若手医師の夜間の緊急手術に対する時間外手当の支払いを承諾していただいたにもかかわらず、「緊急手術は若手にとって経験と勉強になる」という理由から約束を反故《ほご》にされたり、私と親交の深かった優秀な医師を招へいするという約束が説明もなく突然立ち消えになったりといったことが重なりました。

当時の時代や考え方もあり、昭和の外科医の院長としては、十分ありうる判断だったかもしれませんが、それ以来、少しずつ院長と考え方の違いを感じることが増えていきました。時には面と向かって対立することもありました。対立を深めたのは私自身の性格も一因だったかもしれません。私は「忖度《そんたく》して立ち回る」ことが苦手で一直線に向かう性格です。「院長と意思疎通ができない」というストレスが次第に積もっていき、脳裏にはいつしか辞職の二文字がちらつくようになっていました。

院長本人の口から説明を聞きたいと思い院長室を訪ねましたが、院長はこちらを見ず、壁にかけてあったカレンダーを指さしながら、「来週は、海外の○○という街にいる」「この週には別の国のここに出張予定だ」と言葉を濁しました。つまり、「時間を作るのは当分難しい」と返してきたのでした。

この言葉を聞いて完全に吹っ切れ、次の日に爽やかな気持ちで辞職願を提出しました。予想したとおり、院長からは、理由を聞かれることも慰留されることもありませんでした。まさに退職すべき時期だったのでしょう。

留学していた米国で師事していたケニース・セッチェル教授は、部下には日ごろ〝The door is always open.（ドアはいつでも開いているよ）〟と言ってくれていました。実際に教授室の扉はいつも開いており、「何かあれば、いつでも私に相談してください」と態度で示していた人でした。しかし、院長とはコミュニケーション不足が積み重なりました。最後には向こうからシャッターを下ろされ、出ていくしかなくなってしまったのです。

病院を去るにあたり、私は妻に理解を求めました。

院長と意見が合わず、親しくしていた医師との約束も反故にされ、私と向き合おうともしてくれない。「だからもうやっていけない」と切々とそのやるせなさを訴えました。その話をすべて聞いた妻は、

「それでいいじゃん」

と、軽くたった一言。あっけないほどの返事に、私は逆に勇気づけられたのでした。

ドラマ『半沢直樹』で、主人公・半沢直樹が「銀行から出向させられるかもしれない」と打ち明けると、妻の花が「辞めちゃいなさいよ、そんな銀行なんて。直樹がそばにいてくれるだけでいいの」といったニュアンスの台詞を返すシーンがあります。まさにこのシーンを思わせるものでした。

妻は、私の性格を恐ろしいほど熟知しているので、「それなりの地位も収入もあるのだからもう少し我慢したら」などと、引き留めるようなことは決して言わないでくれました。ともかく、自分が「こう」と決めたら、行動を起こさずにはいられない性質です。悪くいえば努力して次のチャンスまでじっと待てない辛抱なし、よくいえば地位（立場）や名誉にこだわらず、自分が納得できる道に方向転換できる。戦国武将の信長、秀吉と家康の「鳴かぬなら」で始まるホトトギスの句で喩《たと》えるなら、さしずめ「私が鳴こう　ほととぎす」といったところでしょうか。

妻は私以上に世間を知っています（妻には私が世間を知らなすぎると揶揄《やゆ》されています）。感情に任せてろくな準備もせず「こんな職場辞めてやる」と独立宣言をしたのだから、自分に大変な苦労や責任が重くのしかかってくるのは容易に想像できたと思います。

そもそも彼女との結婚後、ただでさえ私は仕事に明け暮れていました。子育ては彼女がワンオペで担っていたので、いつかはその〝倍返し〟（倍の恩返し）をしなくてはと思っていましたが、独立開業でそれどころではなくなり、逆にそれまでの１００倍ぐらいの苦労をさせることになってしまいました。

女性は、交際中・結婚後・子育て・子どもの独立後と、役割が目まぐるしく変わります。その中でだんだんとたくましくなり、味が出てくるとしみじみ感じます。それに比べて世の男は、すべてではないにしても、地位や名誉などの社会的評価に汲々とし、面白くない人種ということにもなりそうです。少なくとも当時の私は、職業人としての自分のメンツやプライドにだけ意識が終始しがちでした。

ちなみに、赴任を取り消された友人の医師とは今も交流があります。申し訳ないと思う私の気持ちを察してか、「あのとき赴任しなくて良かったと思えることがたくさんあるよ」と、言ってくれています。その当時、彼は放射線核医学を専門としていましたが、病院赴任のために受講したＣＴやＭＲＩ画像診断の研修が、今となって非常に役立っているとのこと。彼が予定どおり赴任していたら、私も辞職することはなかっただろうと思うと複雑な気持ちです。

いろいろなことがありましたが、野口先生は今でも敬愛する恩師であり、野口病院での経験や院長から学んだことなくしては、今の私はありません。病院経営者となった今では分かりあえるものはたくさんあると思います。美味しいお酒を持参していつか訪ねますので、しばらくは見守ってください。

病院を去るにあたって心苦しかったのは、仲間として一緒に働いた職員との別れ。大学の医局員時代に医局からの辞令で職場を離れるのとはまったく違うものでした。

病院を盛り上げようと、協力しながら10年以上を過ごしてきたのです。私を頼りにしてくれる職員も少なくはなかったと思います。その私が突然、辞職となったことで「裏切られた」と多くの人は思ったはずです。

去る者と残される者との気持ちのすれ違いは、あってしかるべきものかもしれません。私を信頼してくれた仲間に対して、「いつかは分かってほしい」と願うしかありませんでした。

「外科医」「落下傘開業」「50代」の三重苦を乗り越え、クリニック開業へ

私が開業したのは51歳のときです。

「起業に適齢期はない」といいます。事実そのとおりだと思いますが、それでも各人の年齢・経験などによって、向き合わねばならないリスクはいろいろあります。私の場合はまさに「三重苦」が重くのしかかりました。

まず「外科医」として開業を目指すのはとても困難なことでした。外科医の仕事は手術が中心です。手術前には病状の把握や説明を行い、術後は回復のために必要な処置を行います。過去には小さな施設で、外科医１人で麻酔から手術まで行うこともありましたが、現在は設備の整った病院でチームを組んで手術を行うのが主流となっています。背景には大きい病院での治療・手術を望む患者の大病院志向と、医療面で何かあったときに訴えられるリスクを避けたい外科開業医側の事情があります。高度な手術も行われるようになってきているので、複数の外科医によるチーム医療が必要になっているのも事実です。

医学部を卒業してどこの科を選ぶのか決める際、先輩から「外科医はつぶしがきくから有利」と聞いたことがあります。消化器外科は消化器内科としての仕事もできるから、という意味ですが、事実、１９８２年に入局した九州大学第一外科の、同期のほとんどの医師は早い時期に手術から離れました。しかし、大きい病院の勤務医を離れると外科医としての仕事ができなくなり、内科疾患や整形疾患（基本的には高齢者の腰痛など）を診察することになります。そのため、私は勤務医で一生を終えるつもりでいました。

次に、「落下傘開業」だったということです。これは業界用語で、勤務していた病院から離れた地で開業することを指します。開業で成功しやすい条件は、「勤務していた基幹病院の患者に受診してもらうこと」といわれますが、遠方に開業するとそうした患者があてにできないということです。私は野口病院のあった大分県別府市を離れ、甲状腺外科の専門病院がなかった福岡市での開業を考えました。経営的にはチャンスともいえますが、福岡を離れて11年が経過していましたので決して有利とはいえません。

そして極めつきは、開業時にすでに50歳を超えていたということです。医療界では、一般的に30代後半までに開業するのがよいといわれます。臨床力（患者を治療するスキル）がついているであろうし、ある程度の資本（つまり借金）が必要になるので、その返済期間を逆算するとその年頃までには、というわけです。その点、私の船出はかなり遅いものでした。資金に関しては、当初地銀に融資を依頼しましたが、高齢での開業に加え、急遽《きゅうきょ》退職したために、当然場当たり的で準備不足。当然ながら、事業計画書を含むいろいろな書類を要求される厳しい審査になりました。事業モデルが少ない特殊な開業ということもあり、銀行サイドには「将来性」が見いだせなかったようで、融資の額はかなり限られたものとなりました。実は、そのときの銀行員の態度に「もう分かった。そんなに事業計画に疑問をもつなら借りてやらない！」と啖呵《たんか》を切ってしまったということもあります。のちに、この地銀には有床診療所開設時と病院開設時に融資を受けましたが、まったく態度が違っていました。まさに、銀行は〝雨の日に傘を貸さず、晴れの日に傘を貸したがる〟ことを再認識しました。

　いくばくかの貯金と退職金があったので、可能な限り設備等をリース物件にするなど工面すれば実現できるのではないかと判断し、自己資金で開業できるように初期費用を抑えました。必然的に小さなクリニックでの開業にならざるを得ず、狭いスペースのビルクリニックになりました。

　さしあたっていちばんのネックは、手術する場所がないことです。手術業務は経営の主軸であり、これができなければ開業する意味がありません。そこで、甲状腺外科医として診療していくためのロールモデルにさせてもらったのが、北九州市小倉北区の甲状腺クリニック「伊藤クリニック」です。院長の伊藤淳一先生は「甲状腺疾患は、軽装備のビルクリニックでも診療可能」だということを最初に示した先生ですが、開業前は外科手術を行っていた関係で、手術が必要な患者は近隣の医療機関に紹介する、あるいは紹介先の病院で自らが助手となって手術に参加していました。私は手術を主体としたかったので、連携する開放型病床に入院してもらい、そこで患者の手術を行うことにしました。幸い、福岡市博多区の「原三信《はらさんしん》病院」副院長の江口徹先生が、手術室と病床利用を快諾してくれました。「週1例程度の手術が予想される」と伝えたところ、「そのくらいならなんとかなる」と言ってくれたのです。

また、小倉にある「ふじひら内科医院」の藤平隆司院長からは建築士や医薬品卸の開業コーディネーターを紹介してもらい、施設や薬品関係は迅速に進みました。開業場所は1年くらいかけて探す予定でしたが、原三信病院に隣接したビルでの開院の話があり、手術をするには好都合と考えてそこに決めました。1階は調剤薬局、2階・3階に泌尿器と皮膚科のクリニックが入居し、私のところは4階の30坪程度の狭いスペースでした。それでも、診察室が2室、甲状腺ホルモン測定機器、超音波、心電図などの検査設備も揃った、甲状腺・副甲状腺診療で困らない程度の施設にすることができたのです。前の病院を退職したのが２００６年3月末。クリニックの開院が7月と、3カ月でここまで漕ぎ着けることができました。この間、姪浜《めいのはま》の甲状腺と糖尿病専門「二田哲博クリニック［姪浜］」の二田哲博院長から外来診察室の提供や手術が必要な患者の紹介などの協力をしてもらったおかげで、開業直後から閑古鳥がなくこともなく、手術を含めた診療を継続することができました。

また、熊本市の甲状腺専門「田尻クリニック」の田尻淳一院長は、「最初は患者も少ないだろうからうちの手伝いをしてくれないか」と誘ってくれました。こうして、月曜日は熊本で外来診療の手伝いをさせていただくことになり、収入面の不安が軽減されたのです。

遅い年齢での開業でしたが、多くの人の支援を得て経験を活かす環境が整備できました。準備期を含む開業初期の難局を無事に乗り切ることができたのです。開業当初、外来受診者数は少なかったのですが、その他の収入により経営的には安定した門出でした。伊藤先生、田尻先生、藤平先生と二田先生は野口病院を先に退職して開業していた先輩方であり、江口先生は医局と研究室の先輩でした。人脈がいかに大事であるかを痛感しました。これは、勤務医時代、長い時間をかけて培った人間関係が活かせたためだと思います。

自分の病気という最大の経営リスク

開業(起業)にとって、経営者の病気は大変なリスクとなります。特に高齢で開業すると、経営が軌道に乗る前にそのリスクが火を噴く可能性は決して低くありません。

この大きなリスクが私を直撃しました。

野口病院にいた頃、私は健康のために定期的に軽いジョギングを行っていました。ジョギングを開始して4~5年目から、運動のあとに左股関節の痛みを感じるようになりました。45歳頃のことです。

それでも我慢してジョギングを続けていましたが、改善しないので整形外科を受診しました。診察とレントゲン検査により、私は変形性股関節症と診断されました。変形性股関節症とは、クッションの役目を果たしている軟骨の摩耗などにより股関節が変形し、痛みや動きに制限が生じる病気です。ちょっと専門的な話になりますが、一般的には中高年の女性に起こりやすい病気とされています。若い人に起こるケースとしては、生まれつきの骨盤部の形成不全、子どもの頃にかかった股関節の病気の後遺症などの場合があります。

私の場合、原因は不明でした。治療法としては、薬物療法に併せて筋力トレーニングや体重コントロールなどの保存療法があります。ただ、ひどくなって安静にしていても痛みを感じるようになれば人工関節に置き換える手術をする必要があるとのことでした。

人工関節には寿命があり、15～20年で再手術が必要になる場合もあると聞きます。手術を先送りすればその間に人工関節の材質が向上し、寿命が延長して再手術が必要なくなるかもしれません。そんな考えから、当分は手術をせず経過観察することとなりました。

甲状腺の手術は比較的短く、１時間前後で済む場合が多いのですが、病気が進行した甲状腺がんなどでは、５時間以上かかることもあります。

私は、「股関節に病気がある」と下手に意識したせいで神経がそこに集中し、長時間の手術後には足を引きずって歩くほど痛むようになっていました。病状の進行次第では近い将来に手術をしなければならないと考えつつも、野口病院に勤めているときは決断ができませんでした。

それでも自分のクリニックをもってからは、患者の増加により次第に忙しくなると考え、開院の翌年に人工関節の置換手術を受けました。手術を受けたのは、２００７年の４月27

日。術後の経過は非常によく1週間ほどで退院。5月7日より外来診療を、17日から手術を開始できたので、我ながらこのタイミング設定は好判断だったと思いました。

ところが、5月24日、起床時に高熱と左股関節周囲の疼痛が生じ、階段から下りるのもままならない状況になりました。前夜寝るときには何ら異常を感じなかったので、一夜にしての出来事でした。

どうにか妻に車に乗せてもらい、自分のクリニックまで辿り着きました。手術を受けた病院に電話をしましたが、担当医が神戸の学会に出張しており対応できないとのこと。とりあえずクリニックに抗生剤を取り寄せ院内で点滴を受けた後、なんとか午前中の診療をこなしました。午後は3名の甲状腺切除手術を予定していましたが、1名の手術を終えたところで、限界を迎えました。高熱で意識が朦朧《もうろう》となり、ちょうど隣の休憩室にいた原三信病院の整形外科部長に診察してもらいました。

患部を確認すると、左股関節部の皮膚が赤く膨れ上がっていました。その場での穿刺《せんし》により股関節手術後の創部膿瘍とそれに伴う敗血症（全身が細菌に侵されて重篤な状態）をきたしていると診断され、即刻再手術を受けることになったのです。感染が収まらなければ人工股関節を除去せざるを得ず、立つことも歩くこともできなくなるばかりか、膿瘍が治癒したあとに、再度人工股関節手術を受けなければならない状況も想定されました。開業早々、甲状腺外科医として再起不能になるかもしれないという恐怖の現実が突き付けられたのです。

幸い、なんとか感染を克服し、私は６月９日に退院することができました。治療をしてくれた原三信病院の医師や医療スタッフの皆さんへの感謝とともに、開業医としての健康管理の重大さを痛感させられました。この経験は患者を独りで背負うリスクの大きさと、スタッフの人数を盤石にする必要性を改めて教えてくれました。その後、この気持ちが病院の開設へとつながっていくのです。

クリニックを開業する前は、企業で定められた健康診断以外、受けたことはありませんでした。この健康管理が不十分だったわけです。

こんな顛末で患者に迷惑をかけ、医療関係者の手を煩わせてしまったことを反省し、その後は消化管の内視鏡検査や全身ＣＴ検査を受けるようになりました。すると、自分では健康と思っていても年齢を重ねると、いたるところに問題が生じてくることが分かりました。
まず、最初のＣＴ検査で胆のう結石を指摘されました。２㎝くらいの石が１つ、胆のうの中に偉そうに鎮座していたのです。コレステロール結石で、痛みや胆のう炎の所見はなかったので、通常は積極的な手術の適応にはなりません。しかし、急な痛みや炎症（急性胆のう炎）を来さないとは限りませんし、それらによる休診のリスクを背負うことにもなるので、股関節手術の翌年に手術を受けました。術後の経過は良好で、リスクを１つ減らすことができました。

さらに、健康リスクは２０１３年にも浮上しました。クリニックをのちに有床診療所に拡大した1年後、胸部ＣＴで左肺に小さな影が指摘されたのです。高分化腺がんの可能性があると説明を受けましたが、非常に多忙な時期であり、私が戦線を離脱することはできません。このときは経過観察するしかありませんでした。

その影は少しずつ増大傾向にあり、２０１７年に「高分化腺がんの可能性が高い」という再診断を受け、内視鏡による左肺上葉切除とリンパ節郭清《かくせい》を受けました。病理は予想どおり高分化腺がんで、リンパ節転移陰性との診断でした。病気を指摘されてから手術まで、４年経過していたことになります。ある先生から「ここまで経過を見るのは怖くなかったですか」と問われ、「覚悟のうえです」と答えました。

有床診療所を軌道に乗せ、さらに病院開設を成し遂げるためには、病気進行のリスクよりも、自分自身の入院・手術に伴い、前線を離れるというリスクのほうが私には怖かったのです。発症の確かな原因は分かりませんが、股関節手術後の創部膿瘍と、それに伴う敗血症、中学時代に受けた虫垂炎術後の縫合糸膿瘍のため経過が思わしくなかったことなどが強く影響したのではないかと思います。術後の経過は良好とはいえ、咳や息切れが続きました。ただ、1年を経過する頃より症状は消えたので、肺の病変に対する自らの選択に納得しています。

異分野との交流で得た、イノベーションのタネ

野口病院ではたくさんの臨床研究の機会を得ましたが、なかでも、他施設の先生や研究者と共同で研究ができたのは非常に貴重な経験でした。

私はビタミンD、カルシウムや副甲状腺ホルモンに興味があり、腎不全が生じると副甲状腺機能亢進《こうしん》症（副甲状腺ホルモンが過剰に分泌され、骨粗しょう症や尿路結石、高カル

シウム血症などを招く）を起こしやすいことから、関連する骨代謝学会や腎不全学会にも参加していました。それらの学会には、内科系の先生方を中心に企業からの研究者も含まれていました。そこで新しい知見が発表されるわけですが、興味ある演題の発表者には学会会場や懇親会の場で積極的に共同研究をもちかけて、たくさんの臨床論文を掲載することができました。

そのなかには米国の抗体を専門とする企業「Scantibodies Laboratory, Inc.」の経営者、トム・カンター博士もいました。彼は妊娠診断の検査薬で起業、会社を成長させており、当時、新たな副甲状腺ホルモン測定法の開発を行っていました。カンター博士と親しくなれたことで、研究計画に基づいて野口病院の検体を測定してもらい、新たな臨床知見を数編の論文にまとめ、欧米一流誌に発表することができました。彼には米国のサンディエゴで開かれた腎臓学会にも招待されました。

カンター博士の友人の医師が学会参加のために遠方から運航してきたクルーザーに同乗させてもらい、アシカの群れや大きな軍艦を目の前にすることができ、たいへん貴重な体験でした。米国の医師のなかには自家用ジェット機で学会に参加する方も少なくないと聞いたことがあります。広大な国土を有する米国ならではのことかもしれませんが、スケールの大きさには驚きます。カンター博士には、来日の際に福岡に寄ってもらい、行きつけの寿司屋にお連れしました。その店の大将が披露してくれた「一粒のコメで握った寿司」には、職人の技を堪能されたようでした。ご夫婦で営むとてもいい店でしたが、待望の赤ちゃんが誕生した後に店を閉めてしまいました。

その後、馴染みとなったのが「博多　太兵衛鮨」という店で、すでに10年以上通っています。福岡での開業後は日曜・祝日がないに等しい日々でしたので、趣味の時間も限られています。そんななか馴染みの店でお酒を飲み、至福の時間を過ごすのが何よりの楽しみです。博多座が近いので公演の関係者や、大相撲九州場所の時期には力士が訪れることもある店ですが、私にとっては寛げる場所です。一人で行くことが多く、大将と釣りの話などをしながら新鮮な魚をつまみに日本酒を飲みます。こぢんまりとした店なのでほかのお客さんと会話することも楽しみのひとつです。医療という狭い世界で過ごしているので他の社会を知るよい機会にもなります。会話するうち地元の有力者と出会うこともあり、いろいろな話を聞くことができました。そのなかで自分の仕事を助けてくれる人とのご縁もあったのです。

一般的に日本人は小さな社会（ムラ社会）に閉じこもりやすいといわれていますので、

異分野の人々との積極的な交流からイノベーションが生まれ得ることをもっと意識すべきではないかと思います。最近、海外への留学生が減っているようですが、若い研究者が異国の研究者と交わりながら新しい技術やその種を見つけて、それらを日本に持ち帰って発展させなければますます国力が落ちるのではないかと危惧しています。海外に限らず国内においても同様なことがいえると思います。

勢いで長年勤務した病院を飛び出した私は、こうしてたくさんの人たちに助けてもらいながら、なんとか小さなクリニックの経営を軌道に乗せることができるようになったのでした。

私のライフワーク、副甲状腺疾患について

私は副甲状腺疾患について興味をもっていますが、非常にマイナーな分野で耳にしたことがない人もいるかもしれません。副甲状腺は、人体で最も小さな臓器です。50㎎以下の大きさで甲状腺の周りに通常４つ存在し、副甲状腺ホルモンをつくり出します。このホル

モンは血液中のカルシウム濃度を常に一定の範囲に保つ役割があり、健康な人は血液中のカルシウムが減ると、このホルモンが増えて骨に蓄えられているカルシウムを血液中に溶かし出して、正常な濃度に保っています。

この疾患で多いのは、原発性副甲状腺機能亢進症です。以前はまれな病気だと考えられていましたが、最近、血清スクリーニング検査で血液中のカルシウムを測定する施設が増えたため診断される例が増えています。

副甲状腺に腫瘍（ほとんどが良性ですが、悪性の場合もある）ができ、ホルモンを過剰に分泌して骨の中のカルシウムを減らし、その結果、骨粗しょう症、腎結石、消化性潰瘍や膵炎《すいえん》などを引き起こします。カルシウムはすべての臓器に関わりをもつため、ほかにもいろいろな障害を引き起こす可能性があるのです。近年では、イライラや抑うつといった神経症状も注目されるようになっています。

年代的には閉経後の女性に多く起こり、50歳以上の女性だと１０００人に１人くらいに起こるといわれています。今後、社会の高齢化とともに、いっそう増加する病気だと考えられます。

原発性副甲状腺機能亢進症の治療は手術が基本ですが、病状により手術の難しさはかなり違ってきます。人により、副甲状腺の数は４つとは限らず、３つや５つの場合もありますし、本来あるべき位置と違う場所にある人もいるからです。また、必ずしも、病気を引き起こしている副甲状腺が１つとは限りません。４つ全部が腫れている場合もあるからです。甲状腺の腫瘍が合併している場合も多いので、甲状腺の診断・治療にも精通する必要があるのです。また、高カルシウム血症で危険な状態や手術後の低カルシウム血症への対処を間違えれば、危篤状態になりかねません。

つまり、この病気を診断されたら甲状腺・副甲状腺に精通した内分泌外科の医師による手術を受けることが大事です。最近の報告によれば、多くの副甲状腺の手術は甲状腺の病気を専門に診る施設で行われているようです。

ちなみに副甲状腺は人体で最後に見いだされた臓器です。最初に発見されたのは、ロンドン動物園のインドサイからでした。そして１８８７年、スウェーデンのウプサラ大学の学生 Ivar Sandström（イヴァル・サンドストロム）により、人間の副甲状腺が発見されたのです。その当時すでに甲状腺外科がありましたが、その分野の専門である外科医ではなく、学生が発見したことに驚きます。

ちなみにビタミンDが骨のカルシウム代謝に重要な働きをすることはよく知られています。そのほかにも免疫系、心血管系、皮膚、神経筋肉系やがんの発生を抑える効果に関しても影響があることが分かってきています。

ビタミンDは日光（紫外線）に当たることにより皮膚で作られ、また食事から摂ることもできます。しかし、紫外線の皮膚への悪影響が知られたことにより、日光を避ける人も増えてきました（主として美容の問題ですが、皮膚がんや白内障の発症への関与も疑われています）。食事に関しては、ビタミンDを多く含有する魚やキノコ類の摂取が少なくなっているように思います。

これらのことから、現代人（特に女性）はビタミンD不足に陥りやすいことが分かります。ビタミンDが不足すると、摂取したカルシウムの吸収が悪くなり、カルシウム不足に陥ると、副甲状腺ホルモンが分泌されて骨密度を低下させることにつながります。

以前、バセドウ病患者の血中のビタミンD濃度や副甲状腺ホルモン、骨密度を調査したことがあります。想定したとおり、ビタミンD不足とそれに伴う続発性副甲状腺機能亢進や骨密度低下が判明しました。特に若い女性では顕著でした。

女性の骨密度は成人までに最高になり、40歳代半ばまではほぼ一定の数値を維持しますが、閉経後より次第に減っていきます。骨密度が成人の70％未満になると骨粗しょう症と診断され、骨折の重要なリスクとなります。また、運動や体重にも骨密度は深く関わっています。最近は過度なダイエットをする女性が増えていますが、骨密度低下の一因となります。将来的には骨粗しょう症に伴う骨折が増えると予想されます。

若いうちはモデルのような細身の体型に憧れるかもしれませんが、年を重ねたときに骨粗しょう症で腰が曲がり、身長が低くなり、骨折で寝たきりになるよりは、健康的な身体が望ましいと考えます。まずはビタミンD摂取と日常の運動を心がけ、無理なダイエットは避けること。ビタミンDは食事から摂るのが理想ですが、サプリメントなども上手に利用しましょう。

コラム　バセドウ病臨床像の変遷

バセドウ病とは何らかの理由によって甲状腺ホルモンが過剰に分泌されることで、さまざまな症状を引き起こす病気です。典型的な症状は、甲状腺腫大（腫れること）、眼球突出、頻脈の３つで、これを「メルゼブルクの三徴」と呼びます。食欲が高まるので食事の量が増えるのですが、代謝が高いために体重減少をきたすことが多い、と教科書には記されています。食事から得られるカロリーが代謝で消費するカロリーを超えれば、理論的には太ってくることになります。

ところが最近のバセドウ病の患者を観察すると、診断時（治療前）に「体重が減った」と訴える患者が少なくなってきました。反対に、太ってきたという患者もかなりいます。以前は食欲が増しても食料が十分ではなかったのが、現在はコンビニやファミレス、ファストフードなどで簡単に食料（ジャンクフード）を得ることができるからだと考えています。まさに、飽食の時代です。このような場合、一般的に栄養素の過剰摂取や不足などによりバランスが悪くなり、肥満・糖尿病・高脂血症などを合併しやすくなります。

バセドウ病になると甲状腺ホルモンが骨からのカルシウム吸収を促すので骨が弱くなります。ビタミンDやカルシウム不足も加わるので、骨粗しょう症が進む結果となります。

バセドウ病は治療のために薬を飲み始めると次第に甲状腺ホルモンが正常化し、高まっていた基礎代謝が改善されます。しかし、食生活は簡単には変わらず、食事を大量に取り続ける患者が多いようです。そうなるとさらに肥満が加速します。「たくさんは食べていないのですが、体重は増える一方です」と言う患者が多いのですが、上記のことを理解すれば、太るメカニズムは分かるかと思います。

　診療に当たる医師は、食べ過ぎが疑われる患者には治療後の代謝の状態の変化を説明し、食生活に注意を促すべきかもしれません。しかし現実的には、診療で忙しい医師の代わりに栄養士が指導する、あるいはパンフレットなどで情報を知らせる工夫が必要だと感じています。特に、若い女性はカルシウムやビタミンD不足だけでなく鉄不足も深刻です。総カロリーを適正範囲に抑えるだけでなく、不足しやすい栄養素を積極的にとる努力が必要となります。

　ここでバセドウ病の治療法について説明します。第1の選択肢は薬物療法で、甲状腺ホルモンの合成を抑える薬（抗甲状腺剤）が使われます。手術が検討される例としては、①抗甲状腺剤を飲むと副作用がある、②腫瘍（特に甲状腺がん）を合併している、③抗甲状腺剤を使っても非常に治りにくい、④患者が短期間での治療を希望する場合、などです。

　ただし、②の腫瘍を合併しているケース以外は、「放射性ヨード内用療法」という治療法を選ぶこともできます。放射性ヨード内用療法とは、甲状腺が血液中のヨウ素を取り込む性質を利用した治療法です。ガンマ線という放射線を出す放射性ヨードを甲状腺に取り込むことで甲状腺の組織を破壊して、バセドウ病を改善するというものです。この治療を行うには、放射性ヨードが入ったカプセルを飲むことになります。かなりの数の患者が放射性ヨード内用療法の対象になるので、最近では手術を行う人が減ってきています。

次に手術方法の考え方についてです。

前は手術後に甲状腺の働きが正常になることを期待して、左右合わせて4～6g程度の甲状腺を残す「甲状腺亜全摘出術」が主流でした。しかし、永久に甲状腺の働きを正常にする確実な方法はありません。甲状腺を多く残せば再発の可能性が高くなり、少なく残せばその働きが低下する可能性が高くなります。そこで最近では「甲状腺全摘出術（甲状腺を全部とること）」、あるいは「準全摘出術（甲状腺を1g程度残す）」によって、甲状腺の働きを低下させることを目指す方法が主流です。私も野口病院在職中は亜全摘出術を行っていましたが、今はほぼすべての患者に全摘出術を採用しています。

甲状腺を全部とれば、一生甲状腺ホルモン剤を飲まなければなりませんが、甲状腺ホルモン剤は副作用もなく安価で長期の処方が可能なので、患者にも受け入れやすく、全摘出術が増えている要因のひとつとなっています。ただし、全摘出術のリスクとして、反回《はんかい》神経麻痺

（声帯の動きを調節する神経を損傷することにより、声がかれたり飲食でむせたりする）や副甲状腺機能低下（血液中のカルシウムを調節している副甲状腺ホルモンが低下して、血中カルシウムが低くなり手や顔面がしびれる）という合併症の頻度が高くなります。また、バセドウ病で全摘出術を行うと、甲状腺腫瘍で甲状腺全摘出術を行ったときより合併症の頻度が高くなる傾向があります。

バセドウ病の手術をする患者数について知りたい場合は、週刊朝日ムック『手術数でわかるいい病院』（朝日新聞出版発行）が参考になります。毎年、全国の医療施設別の症例数を掲載しているからです。バセドウ病手術は施設基準があり、厚生局に症例数を報告するので正確な症例数が分かります。それを見ると、手術は専門の施設に集約されていることと症例の総数が減ってきていることが分かります。

以上をまとめると、バセドウ病の手術をする患者数は減る傾向にあり、施設が集約され、全摘出術が選ばれる方向に変遷してきている、ということになります。合併症の頻度は施設によってかなりの違いが報告されているので、十分検討して納得できるところで手術を受けることが大事です。

第2章

挑戦――オンリーワンになる

選択と集中で切り拓いた甲状腺外科医への道

「医師になりたい」と初めて思った日

私が医師を志したのは、父親の死がきっかけでした。

私の父は、大分県日田市の片田舎で農家の９人兄弟の四男として生まれました。宮崎県で事業を興していた長兄の援助で高等商業学校を卒業し、実家近くの宝珠山《ほうしゅやま》炭鉱に就職しました。母は、福岡県朝倉郡の７人兄弟の次女として生まれています。比較的裕福な家庭で苦労することなく女学校を卒業し、父と見合いで結婚しました。

その頃の炭鉱は最盛期で活気があり、父は資材調達の仕事をしていた関係で接待漬けの日々を送っていました。私が４～５歳くらいの頃、父が出向となり、北海道の留萌《るもい》市に近い炭鉱町に引っ越しました。母は専業主婦で、父にそれなりの収入があったこともあり、比較的ゆとりのある生活を送っていたようです。「あの当時がいちばん良かった」と、何度も私たち兄弟に言っていましたが、そんな日々は長く続きませんでした。

祖母の死を知らせる電報が届いたのは、私が７歳のときでした。

父は四男にもかかわらず家を継ぐことになり、必然的に母は高齢の祖父の世話をすることになりました。子どもの世話に加え、農家の仕事と祖父の世話で手いっぱいの母を尻目に、私はこれ幸いと自由に山や川で遊び回っていました。遊び疲れて夜の8時前には就寝するという非常に健康的な生活を送っていたことを記憶しています。

私が小学校6年のとき、突然父が亡くなり、生活が一変しました。

父は腎結核のため、過去に久留米大学病院で腎臓摘出手術を受けていました。その後、高血圧を患い、減塩食などで体調管理を行っていましたが、脳卒中で意識不明となり、数日程度で帰らぬ人となったのです。

その当時、高血圧の薬というと利尿剤くらいだったようです。私の住んでいた町には、脳卒中後で四肢の一部に麻痺をきたした大人が何人もいたのを覚えています。当時、脳卒中は比較的頻度が高く、起こした場合は自宅で安静にしてかかりつけ医に往診してもらうのが一般的だったのではないかと思います。こんな対処法ですから、脳卒中の原因が出血によるものなのか、梗塞（血液の塊）で血管が詰まって脳障害をきたしたのかも正確には診断できなかったでしょう。

実際に父がどんな治療を受けていたのか分かりませんが、かかりつけ医の依頼で久留米大学病院の脳卒中を専門とする教授に往診してもらい、「非常に厳しい状況」という説明があったようです。子どもながら事の深刻さは雰囲気で理解していたことを覚えています。同時に、このとき医師という仕事に初めて憧れを感じました。

往診のために母が準備した洗面器に満たされたクレゾール水の匂い、洗面器の前の往診医用の白い座布団、亡くなる前夜に父親がこの世にいなくなった夢を見たこと、亡くなったあとに布団の裏面に接していた畳が父の大量の汗で色が変わっていたことなどを今でも鮮明に覚えています。私は父の4年前に祖父を、その数年前に祖母を失くしており、その他の親戚も含め、葬式に行く機会が多くありました。小さいながら人の死を受け入れることができ、いつまでも悔やむことはなく日常に戻ったようでした。

中学2年のとき、私は急性虫垂炎で手術を受けました。術後の創部（傷）から膿《うみ》が染み出てくる状況がずっと続いて、ガーゼ交換のために毎日病院通いをしたことがあります。非常に憂鬱な日々でした。

看護師だけでガーゼ交換を済ませることが多く、医師が処置しても「また明日寄ってください」という程度の対応でした。その頃はインターネットもなく、門外漢が医療情報を得るのは難しく、医師に任せるしかありませんでした。

ただ、あまりにも治らないので、母が別の外科医院に連れていってくれ、そこで絹糸《けんし》膿《のう》瘍《よう》と診断されました。絹糸を中心とする細菌感染です。

創部を切開し、絹糸を摘出してもらったところ、すぐよくなり、日常生活に戻ることができました。苦しんでいたのが、一瞬のうちに解決したのです。

このときの感激は、医学部を志す背中を押した出来事のひとつだったといえるでしょう。

絹糸膿瘍は創部を切開し、絹糸を摘出しない限り治らないのは常識です。それをしてもらえずに何カ月も不自由な生活と通院を強いられたことは残念でなりません。「名医は後医」という言葉があります。先に診察した医師よりもあとから診察した医師のほうが的確な診断や治療をしやすいという意味ですが、絹糸膿瘍は診断も治療も決して難しいものではありません。

そんなわけで、手術を受けた医院をその後受診することはありませんでした。ただ、虫垂炎の手術を執刀してくれた外科医がなにかのついでに自宅に立ち寄ってくれたことがあります。母親が私の創部を他院で処置してもらい経過が良いことを説明していたときにバツの悪そうな顔をしていたのを覚えています。その記憶があるので、当院では開院以来、手術には絹糸にかわって高価な吸収糸を使用しています。

父親からは「技術者になれ」と言われていたので、父が亡くなる前までは工業高校に進むつもりでいました。ですが父の死に直面し、私は医師になりたいと思うようになりました。そこで、地元の進学校である大分県立日田高校に進むことにしました。

ただ、その高校から国立大学の医学部に合格するのは年1～2名程度だったので、私の成績では到底合格できないことはすぐ分かりました。あまりにも高すぎるハードルを前に目標を失い、惰性のように高校生活を送っていたので、成績はとてもさえないものでした。1年生の頃はとりあえず普通に過ごしていましたが、2年になると俗にいう悪い友人と遊ぶ時間が長くなり、その友人にオートバイの運転を教えてもらい、ついでに禁止されていた免許を取得。それが高校にばれて、2年のときに1週間程度の謹慎処分を受けました。

謹慎処分が解除されたあと、学校が面白くなく、抑うつ状態になりました。勉強もあまりせず成績も良くないくせに「なんのための勉強か？」という逃避反応を起こしたのです。

心配した母に連れられ、精神科にかかったところ、私を診察した医師は同級生の父親でした。その当時は個人情報などないに等しく、私の精神科への受診は同級生に知れわたっているのではないかと、ますます重い気落ちになりました。

高校3年の夏休みになっても、相変わらず友人と連れ立ってオートバイで遊びに出かけていました。その様子を見かねた友人の母親から「大学受験が終わるまでうちの子と関わらないで」と厳しく叱責されたのです。そこで初めて「そうか、もうそんな時期なのか」と、ズキンと心に刺さったのでした。母子家庭で経済的に余裕はなく、私立大学や浪人生活という選択肢はなかったはずなのに自覚ゼロとは、なんとお粗末なことか。ここでようやく目覚め、国立大学に入学しなければならないと半年ほど猛勉強しました。

年月を経て、私の妻の兄とお酒を飲んでいたとき、私の高校時代の評判を探ったことがあると教えてくれました。わが妹と結婚を前提に付き合っている男の素性を知りたいのは、兄として当然です。高校の同級生からは「あいつだけはやめたほうがいい」と言われたとのことでした。相当にイメージが悪かったと思います。ただ、義兄はそのことを自分の胸にしまい、誰にも伝えずにいてくれたのです。

話がそれますが、人は他人から良く思われたいという願望（いわゆる良い子願望）があるといわれています。しかし、他人からどう見られるかなど無視しなければならないときもある、というのを、私は経営者になって何度も感じました。八方美人ではダメなのです。幸いにも、私は若いうちにそれを知り得たともいえるのかもしれません。

自業自得ではありますが、「悪評に満ちた地元から離れたい」という事情に加え、２つ年上の姉が大阪の看護学校に通っていたこともあり、結局、私は大阪大学を目指すことにしました。その後の猛勉強が報われ、なんとか合格することができたのです。大阪大学では、高分子化学を専攻しました。卒業後の就職を考えると化学分野が有利と判断したからです。

破天荒な大学生活で「生き抜く力」を養う

大学時代は途方もない生活となります。姉の友人が事前に手配してくれた1畳半程度の狭い部屋にいったん1週間ほど住まい、その後、阪急京都線にある淡路駅から10分程度のアパートに住み始めました。そこはボロでしたが、都会では珍しいくらい家庭的で、住み込みの管理人は「おいチビ（住人の誰にでもそう言っていました）、遠慮せず洗濯物を出しなさい」と、命令口調ながら優しさを感じさせる年配の女性でした。住人は新聞配達をする文系学部に在籍する大学生が中心で、非常に個性的な集団でした。私が最年少で、良い意味でも悪い意味でもかわいがってもらい、麻雀を覚えたのもここでした。当時はやや下火ではあったものの、学生運動が学内のいたるところで行われていたのでやがて通学しなくなり、アパート内外の同級生と麻雀三昧でした。住みやすかったけれども、1年後にはこの生活から脱却する目的で大学に近い阪急沿線の蛍池《ほたるがいけ》に引っ越しました。しかし、環境は変わっても結局は同じ生活を繰り返すだけでした。麻雀をする場所が淡路から大学のある石橋に移ったに過ぎなかったのです。

家庭教師のアルバイトをしていましたが、そのうち、生活の糧のために岡町の酒場「正宗屋」でのアルバイトも始めました。大将、妹さん、奥様の家族で営む、角打ちに毛が生えたような一杯飲み屋でしたが、当時は高度経済成長期で、働く人々の収入がうなぎのぼりに上がっていた時代だったので非常に活気がありました。大将は四国の中学を卒業後に正宗屋に入り、一生懸命仕事に励んで40歳頃に暖簾《のれん》分けしてもらった苦労人でした。私は、週1回の家庭教師のアルバイトを除き、週5日で閉店まで仕事をして、その後皆で夕食を一緒にする生活となりました。無口な大将でしたが、非常にかわいがってもらい、土曜日の夜はときどき鶴橋の焼き肉店に連れていってもらったことを懐かしく思い出します。

私の仕事は最初、お運びだけでしたが、そのうち簡単な料理を任せてもらうようになりました。常連と会話するようにもなり、福岡では食べたことのない、牛スジを甘い味噌で煮込んだ土手煮を最初に味わったのもその店でした。

いろいろな職業のお客さんがいましたが、昭和の良き時代で皆が明日への夢をもっていました。どんな職についてもまじめに仕事をすれば生活できる社会だったと思います。大将の奥さんはきれいでサバサバした性格で、酔った客さばきも非常に上手でした。

正宗屋のアルバイトは、見知らぬ大人の世界を垣間見ることができ、非常に充実した日々でした。しかし、このアルバイト生活が家庭教師先に知られて、諸々あって家庭教師を辞めることになりました。そのことがきっかけでついに大学3年目（実際は留年で2年に残留）の秋、私は大阪での学生時代に終止符を打ちました。

「俺たちに明日はない」ならぬ「俺たちにはどうでもよい明日がある」とばかりに青春を浪費した生活でしたが、大人の世界や生きる術をこの機会に知ることができました。

妻との出会いが軌道修正のきっかけに

私が高校3年のとき、2学年下に「かわいいな」と思う女性がいました。喫茶店で話す程度でしたが、大学進学のために大阪に行く前に会った際には非常に寂しがってくれました。その女性が今の妻です。大学に入り、初めての夏休みに郷里に戻ったとき、幸運にも再会することができました。そのとき彼女は高校2年で受験勉強を控えており、大学生とは住む世界が違うことを実感し、その後の連絡は途絶えました。

次に会う機会は2年後にめぐってきました。彼女が徳島大学の教育学部に入学したことが分かり、私のほうから連絡を取ったのです。１９７５年の9月頃です。

大阪からオートバイでフェリーを利用して徳島まで渡り、彼女のアパートで夕食を食べ、その夜は遅くなり、宿泊するところもなかったので、徳島大学の教室に忍びこみ、そこに置いてあったピアノカバーで暖をとりながら一夜を過ごしました。今、振り返ると、恐ろしいことに建造物侵入罪を犯したことになります。牧歌的な時代だったとノスタルジアを感じます。現代であれば、スマホで近くの安ホテルを探すことも、ナビで目的地に到達することも容易にできますので、こんなバカなことはしなくても済むでしょう。どちらが良いか一概にはいえません。

彼女は大学生になって少し大人の魅力も出てきた感じで、話をしても楽しく「また付き合うことができれば」と思いながら帰途につきました。そのときに徳島大学医学部を目指すことに決めたのです。大阪大学にいても卒業もままならないなら「彼女の住む徳島で医師を目指そう」と方向転換したのです。

大学中退までの2年半、勉強する習慣がなくなっていたので、医学部入試はかなり厳しいものでした。それでも翌年に合格する以外に道がなかったので、まずは雑踏の都会を離れて日田の実家に戻りました。母は、こんな私を仕方なく許してくれました。その日から国立大学受験までの正味4カ月は自宅にこもりきりで、模擬試験を受けることもありませんでした。

今考えると、相当な自信家か馬鹿としか思えませんが、その遺伝子は今回の病院開設においても健在でした。「大阪で8年かけて大学を卒業するより、医学部に入学する可能性のほうが高い」と賭けたことも確かです。というか、「頑張って卒業しよう」という意思がなかったのが実情でしょう。再受験で合格できないという事態は考えていなかったのですが、正宗屋という居酒屋で生活力を学んだので、「不合格でも、あとはどうにでもなる」という度胸は据わっていたのかもしれません。猛勉強の末、なんとか医学部に合格することができました。

人よりも3年遅れで医学部に入学したので「一人前になるのに修練期間の長い外科は難しい」と考え、入学当初は内科医になると決めていました。そして専門3年次（5年生）の夏休み、九州のある大学附属病院の内科教室に5日間ほど研修に参加し、外来診察の見学やカンファレンスなどを経験しました。ですが、研修が終わる頃にはなんとなく自分は内科には向いていないのではないかと感じるようになりました。外科は内科的な方法に加え、メスで解決できることがあることは分かっていたので、「3年の遅れはその分長く診療をすれば関係ない」などと都合よく考え、次第に外科を専攻する方向に傾いてきました。

独りで大分県日田市に住んでいた母のことを考え、卒業後はその近くの福岡に帰る予定にしていました。そこで、専門4年次（6年生）の夏休みに、知り合いの医師に頼んで千早病院（福岡市東区、九州大学第一外科の関連病院）の外科で数日間研修に入りました。私の5学年先輩のY先生につき、彼のアパートに居候し、夜間、卵巣嚢腫《のうしゅ》の茎捻転《けいねんてん》で緊急手術にもつかせてもらいました。外科医の仕事や生活、やりがいについて聞くうちに、研修が終わる頃には自分には外科しかないと思い込むようになっていました。

母は２０１９年、92歳で天寿を全うして亡くなりました。私の前ではいつも文字どおりの肝っ玉母さんでした。父が亡くなったときも、母は人前で落ち込んだ様子を見せることがありませんでした。今にして思えば、私が医学部に合格して徳島に行くまでの約５カ月間、息子の世話をする最後の機会と思って頑張ってくれていたのかもしれません。

シングルマザー家庭の貧困が深刻な現在、私のように大学をやり直しするといった回り道はしづらくなっているはずです。そういう意味では、良き昭和という時代に育ったことをありがたく感じています。大学を受け直すことを許してくれた母のことを思うたび、妻のことも併せて「やはり女性は強い」という思いを噛みしめるのです。

診療科の選択に正解はない――「外科」の道を進むことに

医学部を卒業して医師国家試験に合格すれば、医学生はどの診療科でも選択でき、さらに病理や解剖などの基礎医学にも進むことができます。入学時に将来の診療科を選択している学生は少なく、医学実習での経験、部活の先輩からの誘いや診療科の説明会に参加して決めるようでした。現在は分かりませんが、「医局説明会」とは当時、食事会から飲み会までのフルコースでした。私は前述したように最終学年の６年次には「外科しかない」と決心したので、まったく悩みませんでした。九州大学第一外科に入局することを決めていましたが、冷やかし半分と後学のために数回、医局説明会に参加したことがあります。診療科のやりがいはもちろん、その科の将来性などの話が多かった記憶が残っています。楽にお金を稼げそうだからという理由で診療科を選択する学生もいれば、その科の将来性や時代のニーズを重要視する学生もいて、各人各様でした。当時の「メジャー科」と呼ばれる内科・外科・産婦人科・小児科に進む学生が多かったのですが、現在は耳鼻科・眼科や皮膚科などに進む学生も増えてきているようです。

「医学部に行く」という以外、学部を含めて進路を決めていない学生は、将来は予見できないという前提のもとで職業を選ぶほうがよいでしょう。例えば航空会社はその当時から学生に人気のある企業のひとつでしたが、２０１９年より発生した新型コロナウイルス禍により経営状態が悪化、退職希望者を募るなど苦境に陥っています。銀行も安定した職業として人気が高かったのですが、現在では少子高齢化や日銀の金利政策のために国から統合や合併を促されている状況です。最も難易度の高い国家資格を有する弁護士にしても、以前のような高収入は必ずしも保証されなくなっています。医療においても医療費抑制政策や最終的に医療需要が減るなかで、医師が過剰になるのは間違いなさそうです。そうなれば必然的に「医師＝高収入の職業」とはならなくなります。

新型コロナウイルス禍のような想定外のことは、今後も起こる可能性があります。そういうことを考えると、進みたい職業（医学部であれば診療科）がとりあえず自分の適性に合っていれば、そこが着地点ではないかと考えます。もちろん就職をせず、起業する選択肢もあります。医学部への進路選択に限っていえば、「成績が良いので医学部を受験させる（する）」という「良い大学、良い人生」みたいな発想の古いパターンにまずはメスを入れる必要があると思います。

コラム 新型コロナウイルス感染症で学んだこと

２０１９年末から世界中に広がった新型コロナウイルス感染症は、各地で悲惨な状況をもたらしました。この問題につき私見を述べたいと思います。

２０２１年５月21日現在、日本は感染者数が世界で36番目、死亡者数は39番目になっていました。日本では大都市を中心に感染患者が急速に増加し、緊急事態宣言が出されました。人々の移動が抑えられたことにより飲食・サービス産業を中心に経済的に大打撃を受け、就業者の25%が失業の危機にさらされているとの報道もありました。

私は大学卒業後にバブル崩壊、甲状腺クリニックを開設後にリーマン・ショックと東日本大震災、有床診療所開設後に熊本地震、病院開設後に新型コロナ・ショックを受けたことになりますが、今回の事態は過去を振り返っても別格としかいえないほどの衝撃です。この疾患に対する初期対応のまずさはさまざまに非難されています。ただ、その原因の多くの部分には、新型コロナを甘く見すぎて「若者は罹患しても軽症で死に至ることは非常にまれである」という報道が広く浸透したことによる影響があるのではないでしょうか。

イギリスから、「日本でオリンピックができないなら、こちらでやってもよい」という声明が出されたあと、同国で爆発的に感染者数が増加し、ジョンソン首相がＩＣＵで治療を受ける事態になったのは皮肉な顛末でした。確かに若者は無症状あるいは軽症ゆえに（例外もあります）活発に社会活動を行い、その結果、感染が拡大したということがいえそうです。パンデミックになってから、ようやく若者にも自宅での自粛生活を要請した形となり、この点は、完全にあとの祭りだったと思います。

ただ、欧米では感染者の爆発的増加で医療崩壊をきたしている一方、日本は何とか持ちこたえている状況です。ここは老若男女を問わず不要不急の外出を避け、新型コロナの終息をじっと待つしかありませんが、明けない夜はないと信じて、頑張りたいものです。

私は新型コロナに感染すると危険な年齢に位置づけられましたが、「感染しない」「させない」だけでなく「感染しても病気に打ち克つ」体力づくりに努めています。想定外の出来事は必ず起こりうることを肝に銘じ、どんな危機も甘く見ないことを教訓に、粛々と診療を続けることにします。

最後に私としては、今回のコロナ禍が病院となって3年経過した時点であったことを不幸中の幸いと思っています。開設前にコロナ禍に見舞われていれば病院開設はできていなかっただろうと感じるからです。

大切なのは「何が貢献できるか」

高知大学医学部を卒業し、九州大学第一外科に入局した後輩がいます。卒業前に九州大学病院に入局の相談のために電話をしたとき、電話交換手から希望を確認され、とっさに「それでは第一外科で」と答えてしまい、そのまま入局が決まったそうです。冗談かもしれませんが、彼が第一を選んだ理由は「第二より第一のほうがいいと思ったから」とのことでした。きっかけはいいかげんなようでしたが、その後、彼は医師として立派に活躍し、地域医療に貢献しています。

つまり医局や病院、会社などの相手が「自分に何をしてくれるのか」より、自分が相手に対して「何ができるか（貢献できるか、できたか）」という意識をもつことが大切なのです。経営者として自分で道を切り拓くしかない立場になってみると、そのことがよく分かります。

私の尊敬する甲状腺外科医の高見博先生は、「人生はワンチャンス」と教育講演などで提言しています。彼の著書『ある外科医の覚書』（悠飛社刊）には、「人生はワンチャンス、有限である。世の中を甘く見ることなく、もしその気があれば、もっとねちっこくやって、世界に挑戦しよう」とくわしい記述があります。高見先生は慶應義塾大学出身のエリートで若くして教授に就任、甲状腺外科関連の２つの学会（現在は１つに統一）の理事長を長く務められていました。まさに、天性の才能と努力でチャンスを逃さず、進むべき道を得た人です。目の前にいる後輩に対しても、期待を込めてこのように提言しているのでしょう。でも、私を含め世の大半の凡人は、ワンチャンスを活かして大成することは困難です。まずは行動、うまくいかなければ次のチャンスを待つことも重要だと思います。

私は外科という仕事に魅力を感じて入局し、馬車馬のように仕事をしてきました。単に嫌なことはすぐ忘れるという楽観的な性格が満足度に貢献しているのかもしれませんが、先輩や同志に恵まれ、自分のやりたいことをやってこられたので、非常に満足しています。

ちなみに現在の医師の卒後研修は、国の方針もあるかもしれませんが、お客様扱いのところも多いと噂に聞きます。働き方改革の一環かもしれませんが、それが本当に研修医にとって、ひいては将来の日本の医療にとって良いことなのか大きな疑問をもっています。

ただし、これは医療界だけの問題に限らないのかもしれません。

私は大学卒業後、入局した九州大学第一外科で1週間程度の研修を受け、福岡市内にある赤十字病院に研修医として派遣されました。結婚をしたのはその時期のことでした。相手は、前に述べた2つ年下の女性です。妻は現在も私の病院の事務長として私を助けてくれています。

私は新婚生活とともに研修医生活を送りました。当時の病院はのんびりしていたので、手術で遅くならない限り、定時で帰宅することができました。時間に余裕があったので3カ月程度、消化管の検査（胃や大腸の透視や内透視検査）と麻酔科の研修を受けさせていただきました。その頃の経験が、甲状腺外科を専攻する前にやっていた消化器外科医の実践に役立ったほか、他科との先生方との知縁もできました。

約1年の福岡赤十字病院の研修後、大学病院に戻り、半年は外科病棟、その後半年は集中治療部で研修を受けました。その当時はどこの外科研修医も同様だったでしょうが、主に検査の予約、検査結果のカルテ貼り、教授回診のためのカルテ整理など事務的な仕事が多かったものです。臨床的には担当患者の採血や点滴で、手術には第2、第3助手で参加する程度でした。
当時の病棟では、朝の採血や点滴は研修医の仕事であり、それらの手技を習得するには良い制度だと思って取り組んでいました。患者は採血が終わるまで食事ができないので、朝食前の朝7時には出勤し、早めに採血を終えるように意識していました。研修医室（「たこ部屋」と呼ばれ汚かった）にはおにぎりやパンなどが準備されていたのを思い出します。働き方改革が叫ばれる今の時代では想像もできないことです。

私の指導者が移植部門の研究室の指導もしていた関係で、犬の肝移植実験を手伝ったことがあります。研究をしていたＵ先生から犬の扱い、点滴や挿管のやり方などを教わりました。

人間と違って、手術前に犬の心電図や肺機能検査をすることはできません。どうするのかと思って見ていたら、彼は鎖をつけた犬と一緒に走り、その様子を見る中で元気がよく心肺機能の高い犬を見極めて選んでいました。そんな彼の感性に目から鱗が落ちるような思いでした。犬同士の肝臓の移植手術の経験は、のちの実験や研究でも役立ちました。

その後の半年は集中治療室（ＩＣＵ）で主として循環器、食道がんや肺がんの術後の呼吸管理を担当していました。そのときにＥＣＭＯ（エクモ：体外式膜型人工肺）を利用しての重症呼吸不全患者の治療を経験し、大分市で開催された集中治療学会で発表する機会も得られたのです。コロナウイルス感染症の蔓延により、ＥＣＭＯに注目が集まり、その台数の少なさや管理の難しさ、その扱いに精通した医療従事者の数の少なさに驚いた人も多いことでしょう。幸いにして、私は早い時期にＥＣＭＯに習熟する機会を得ることができたのです。

重なるときは重なるもので、学会の前日に、妻が第1子出産のために入院しました。無事の出産を確認して大分へ出発するつもりでいましたが、妻が私の焦りを感じたのか、「やかましいから、もう行ってちょうだい」と言われました。今でも何かあるとこのことを持ち出されます。

コラム　無給医はなぜ存在し続けるのか

医師の給与は比較的高いと考えられているため、なぜ「無給医」がいるのか理解しづらいという人も多いかもしれません。

これは、大学病院に医師に支払うだけの十分な予算がないということはもちろんですが、若い医師が黙って働かざるを得ない「大学の医局制度」が存在したためです。

ほとんどの医学部生は、卒業後、大学医局のいずれかの診療科に属します。医局は市中の主だった国公立系病院の人事権を握っており、医局員に、各々の博士号の取得や専門医の取得に適した関連病院へ、派遣を行っているのです。

医局の頂点にいる教授の胸三寸で、どんな労働条件で働かされたとしても、一介の医師たちはその事態に反論しにくいというのが、実態といえるでしょう。

日本での医学部卒業後は前述したとおりです。これは「一度入社した会社は、定年まで勤め上げる」という終身雇用制度にもよく似ています。マイホームを買った途端に地方や海外に転勤を命じられても、甘んじて受け入れる日本の会社員は少なくありません。これと同じようなことが医局でも起こっています。

一方、米国では、卒業大学の付属病院には残らず、自ら進みたい研修（レジデント）コースを選び、専門医資格取得後には自ら応募してポストを求める生活をしています。ニューヨーク（東部）の医学校を卒業し、ロサンゼルス（西部）の病院で研修し、シカゴ（中西部）の病院のスタッフになるといったことは日常茶飯事です。米国では、実力があればそれに応じたポストと収入が得られる制度のようですが、日本でそれらを得るには実力だけではなく医局への従順性、協調性やポストの空きなど、「時の運」が必要になってきます。

２００４年に「無給医」は、制度の上では禁止になりました。関西医科大学研修医過労死事件の判決で、「研修医は労働者」と明示され、医師法改正に反映されましたので、労働基準監督署が違法と取り締まることができます。研修医のアルバイトが禁止になり、適正な給与の支払いも制度化されました。しかしながら、研究中の先生に無償で臨床の手伝いをさせるなど、今も依然として無給医は存在します。

この「処方箋」は簡単ではありません。まず最前提として、大学病院が働いた分をすべての医師に支給できる収入を得るために、診療報酬が上がる、あるいは大学病院への補助金の増大などが必要になってきます。さらに、経営陣がこの状況の異常さを自覚することも必要でしょう。しかし少子高齢化および中負担・中福祉のわが国ではかなり困難を伴います。経営陣の「自分たちの若い頃は、もっと苦労した」というような意識も妨げになってきます。

とはいえ、企業の雇用にまつわる慣習がグローバリズムによって次第に修正されているのと同様、医局制度も少しずつ変わってきています。

従来、医学部の学生は卒業と同時に大学医局に研修医として所属し、ある一定の研修後に系列の基幹病院に派遣され、臨床実績を積んでいました。医局の頂点である教授が人事権を掌握し、症例の少ない病院にも半強制的に医師を派遣させることによって地域医療を支えていた事実もありますから、この制度にも日本の医療にとっては重要な意味があります。

しかし、厚労省により医療改革の一環として、２００４年度からの初期臨床研修義務化が実施され、市中の総合病院でも研修医の初期研修ができるようになりました。すると、大学医局は〝兵隊医師〟が減り、地方の病院に派遣していた医師を引き揚げざるを得なくなってしまいました。

その結果、地方の基幹病院では医師が足りなくなり、診療科の閉鎖などで医療崩壊が進んでしまいました。このように、初期臨床研修義務化は、医療崩壊を早める一因になったかもしれませんが、かといって、元の医局制度に戻すことも困難です。

この新制度がなくても最終的には地方の基幹病院が淘汰され、少子高齢化や生産性の低さにより、集約化が進んでいっただろう一面も否定できません。

日本外科学会では、外科入局者の減少を食い止める対策を進めていますが、少数でもよいので精鋭を育て、高齢になっても外科手術を担ってもらう制度が大事ではないかという意見もあります。

1991年、米国のピッツバーグの肝移植施設を訪問しましたが、移植外科医は手術のみで、術後の管理は別の医師が担っていました。こうすることで、外科医はたくさんの手術を行い、経験を積むことができるのです。日本でも手術に特化した制度にして、専門医の数を制限すべきではないかと思います。その代わり外科修練医には十分な手術を経験させ、専門医となり一本立ちできるようになったら、外科医の仕事に特化すべきだと、私は考えています。

現在、地方のインフラ（道路・ガス・電気・水道など）が維持できなくなっており、コンパクトシティを目指す方向に進んでいますが、医療も同じ境遇にあるといえるでしょう。

この点、甲状腺分野では、すでに3大病院（野口、伊藤、隈）をはじめとする専門病院にかなりの手術が集約されています。甲状腺手術では、救急を要する事態が少ないこと、術後の受診が頻繁でないこと、交通網の発展により以前に比べて移動が楽になっていることなどが集約化を加速させている要因といえるでしょう。脳や心臓などの救急疾患に比較すると、甲状腺手術は都会と地方での医療格差が小さいのではないかと感じています。

現在の環境で利便性を求めるとなると、診察・検査を時間内（なるべく短時間で時間どおり）に終わらせる、検査だけ受けて、結果説明や処方はテレビ電話やチャットなどを介して行う、といった対応が主流になっていくかもしれません。

ただ、そうなると結果説明の時間予約が必要となり、患者はその対価（医療機関は予約に対して費用を独自に決めることができる）を求められるかもしれません。

デジタル時代ではいろいろな情報が無料で提供されますが、医療サービスではそうはいかないようです。院内滞在時間を短縮させるために予約枠や検査・診察手順をＡＩでコントロールする試みも進んでくると思いますが、診察の効率化には、「要領よく症状を伝える」など患者さんの努力も必要ではないでしょうか。

とはいえ、利便性の向上はあるにせよ、病院には少々の不便・不自由はつきものと達観し、患者さんは治療に専念してくれることがお互いのために重要はないかと思っています。

研修医、関連病院勤務を経て、少しずつ「自分の道」が見えてくる

２年の研修医生活のあとは、大阪市北区中津にあった大阪回生病院へ派遣されました。研究室に戻るまでは通常1年ごとの移動になっていましたが、最終的にはこの病院で３年間研修させてもらったことになります。基本的には担当する医師が手術を行う「主治医執刀制」だったので、外科医としての臨床力をつけることができた時期でした。

２年先輩のＳ先生に金魚の糞みたいにくっついて指導してもらい、勤務時間帯だけでなく夜も大変お世話になりました。彼を一言で表現すると、朝から深夜までエンジン全開で活動する超人というのがピッタリの方でした。非常に熱血漢でしかも独身、そして周囲の誰に対しても優しく接していたので、女性のファンは多かったようです。ところが、１９８５年8月12日、日本航空１２３便墜落事故で命を落としたのです。

私はその日、直腸がんの手術が遅くなり午後7時過ぎに自宅に戻りましたが、妻が泣きながらテレビの画面を指さしたのです。事故の模様が報道されていましたが、しばらくす

ると搭乗者名が掲示されました。そこに名前がありました。

あの先生は超人だから命を落とすはずはない。そんなふうに私もどこかで思っていました。しかし、その願いは空しく、悲しい結果を受け入れざるをえませんでした。

S先輩もひとり親で育てられた境遇でした。母親からの期待を背負い、母を思い、ここまで歩んできたのです。自分と重なるところがあり、やりきれない思いでした。


回生病院での2年目に初めて後輩が来ることになり、今まで習ったことを張り切って教える機会が訪れました。先輩面しながら指導しつつ、一緒に臨床に励んだ時期でした。

そのときの後輩が、将来設計に向けて着々と準備を進めていたことに感心しました。彼はその時期にすでに移植医になることを決意しており、海外留学のための英語その他の準備をしていました。彼は回生病院の研修終了後にシカゴへ留学し、ストレスに対する胃粘膜の反応を数年間頑張って研究し、最終的には肝臓移植で世界的に有名になっていた当時、ピッツバーグ大学に在籍していた日本人医師・藤堂省《とうどうさとる》先生に師事。その後、九州大学に戻り膵腎同時移植の先駆者になりました。私の浮雲人生とはまったく違い、若いうちから目標を定めて大成した彼のことを誇らしく感じています。

大阪回生病院の３年間の外科修練を終え博士号取得のため、大学の研究室に戻ることになりました。１９８７年４月のことです。その前の月にN教授を訪れたところ、研究テーマとして「がんの免疫療法」を与えられました。早速準備に取りかかりましたが、初めて研究室に出向いた日に教授より「君の研究はがん免疫から胆石症の成因（できる原因）に変わった」と言われました。突然の変更は、いわゆる玉突き人事の結果でした。

当時、胆石症の研究はすでにピークを過ぎて下火になっていたので、変更には大きな不満がありました。しかし、何事もやってみるものです。私の研究指導者は黒木祥司先生（現在、福岡市の「黒木クリニック」院長）でした。長い米国留学から戻ってきたばかりで、最先端の研究でたくさんの論文を書いていた人物でした。研究テーマや指導に恵まれ（黒木先生には忙しい臨床の傍ら、休日に実験を手伝ってもらったこともありました）、私は２年余りで一流の外国雑誌に掲載を許可されたのです。すばやく学位論文の研究を仕上げて、すぐ関連病院に出張となりました。ただ博士号を取得するには研究期間が足りなかったので、研究期間の条件を満たすために２年間程度、留学させてもらうことを希望しました。留学先が決まるまでは田舎の村立病院の院長に赴任。地域医療の実臨床を経験するとともに、留学資金の足しにすることができました。

1年ほど経った頃、教授より「米国に立派な研究者がいる。無給だが、頑張ってこないか?」との一言があり、家族4名で渡米することになりました。１９９０年、年号は平成に変わった2年目のことでした。

米国での留学生活で、文化の違いを体験

留学先は、米国のオハイオ州にあるシンシナティ小児病院でした。米国の三大小児病院のひとつであり、隣接するシンシナティ大学病院とともに医療の中枢となる施設でした。そこで私が師事することになるケニース・セッチェル教授は、肝臓での胆汁酸代謝を研究していました。医師ではありませんがこの分野の有名な専門家であり、米国だけでなく世界中から診断依頼のサンプルが届いていました。

外科医の私には、ラットの静脈から合成した胆汁酸を持続注入し、挿入した胆管チューブから胆汁を採取し、その成分や量を分析するプロジェクトを用意してくれていました。このプロジェクトには細かい外科処置が必要でしたが、犬やハムスターで実験した九州大学での経験が役に立ち準備が整いました。ただし、投与する胆汁酸はイタリアで合成予定

でしたが、待っていても音沙汰なしでした。イタリアの共同研究者は陽気でのんびりとした典型的なイタリア人だったので、いくら待っても無駄ではないかと感じるようになり、結局自分で合成することにしました。有機合成の経験はなかったので苦労しましたが、最終的にはそのプロジェクトを貫徹し、一流誌に掲載されました。実際、２年後の帰国するときになってもイタリアからの合成物は届かないままでした。

　在籍していた研究室では、しばしばほかの研究室の測定機器を利用させてもらいました。日本ではほかの研究室の機器を利用することはハードルが高く、またそれと同様のことが日本でＣＴやＭＲＩといった診断機器の台数の多さに関係しているように思います。この点、欧米諸国では機器を効率よく利用する、つまり研究室においても経営資本を集中投下し、足りないものを他施設に依頼するのは当然として受け止められていました。欧米の一流会社は、資本を主事業に集中投下する傾向が強いのと同様の考え方なのかもしれません。

　私が医師になった原点は研究ではなく、患者の診療をすることにありました。大学での出世には一切興味がなかったので、イタリアからの合成物質が届かないことを理由にセッチェル教授のプロジェクトを何もせず過ごすこともできたと思います。しかし、ここでも私の性格がそれを許さず、自ら実験に用いる胆汁酸を合成したのです。結果として、「新しいことに挑戦できたこと」が非常に良い経験となりました。そして、文化の違いを肌で感じた海外の生活体験ものちの人生に役立ったと感じています。

しかし、経済的には苦しく、次第に貯金が減り底も見えだしてきました。セッチェル教授には、無給という条件でお世話になっています。日本人の性格として、今さら給料を出してくれとは言いづらい状況でした。悩んだ揚げ句、米国留学経験が長く大学研究室で指導していただいた黒木先生に相談したところ、「ボスに正直に話してサラリーを検討してもらってください。必要な人材であれば無給の条件は関係ありません」という親切な助言をいただきました。

そこで勇気をもって教授にお願いしたところ、「新たなグラント（研究予算）を申請するから、少し待ってくれ。そこから出せるようにしよう」との返事をもらい、ありがたいことにそれが採択されたのです。

それは、女性ホルモンを抑える新しい薬剤の治験に関するものでした。実はセッチェル教授は胆汁酸だけでなく、植物性女性ホルモンの乳がん発生抑制作用についても研究をしていたので、その関係でこのグラントが得られたのです。女性ホルモンは乳がんの発生や進行に重要な役割を持つため、欧米で罹患頻度の高い乳がんには予算がつきやすかったのです。彼は日本人女性が欧米諸国に比べて乳がん罹患率が低いのは味噌汁のなかの植物性女性ホルモンが影響するのではないかという仮説を立てて研究をしていました。余談になりますが、分析のために我が家の味噌を提供したこともあります。

さて、治験での仕事は、薬剤により女性ホルモンが低下するか微量測定を行うというものです。このプロジェクトで年俸２万５０００ドルを得ることができました。日本円にすると２５０万程度ですが、これにより最低限の生活が保障されたのです。年俸だけでなく、女性ホルモンに対する知識を得たのは、のちに甲状腺外科を専門とするうえでも、研究面においても役立ちました。

発端は給料の件でしたが、正直な気持ちを伝えることがいかに重要かを学びました。それがなければ、新たな分野で学ぶこともなかったのですから。

また、同じ研究室のＰｈＤ（医学博士）はビタミンＤの研究に従事しており、その手伝いもさせてもらいました。これが、のちに私がライフワークとする「カルシウム・ビタミンＤ代謝」に興味をもつきっかけとなりました。その当事は肝臓・胆嚢・膵臓を専門とする外科医になる予定だったので、甲状腺・副甲状腺疾患の専門医療をやることなど想像すらしないことでした。いろいろな経験をしましたが、その当時はそれらの経験が将来に役立つという意識はまったくなかったのです。「自分のやりたいことに一直線」という生き方もありますが、どうしても嫌でなければ与えられた仕事を受け入れてみることも大事です。若い人たちには、ぜひ、今やっていることを無駄と思わず頑張ってほしいと言いたいです。いつかそれがどんな形でか必ず、花となり実を結びます。

渡米時、息子たちは6歳と4歳だったので、地元のエレメンタリースクール（小学校）とプレスクール（幼稚園）に通うことになりました。初めのうちは英語も分からず大変だったと思いますが、じきに馴染んできて、子どもの適応力には目を見張りました。2人は土曜日の午前中は日本人学校に通っていました。そこは私の研究していた病院の近くだったので、まず子どもたちを学校に送り、授業が終わるまでの時間は研究室で仕事をする生活でした。土曜日なので、誰もいない研究室で妻に実験を手伝ってもらったこともよい思い出です。そのあとの週末は研究のことを忘れて家族と過ごせたので、いちばん恵まれていた時期でした。

比較的治安のよい地域に住んでいましたが、一歩外に出ると安全には気をつかいました。

日本では夜中に酔っぱらって千鳥足で歩くことができても、異国ではそうはいきません。子どもたちが誘拐されないとも限りません。妻と2人で子どもたちを敵から守り、育てるという、哺乳類の本能を呼び覚ます生活ができました。家族との時間が長かったのでいろいろ楽しい思い出がありますが、中でも旅行からの帰り道、車が故障し、米国ならではの大変な経験をしたことをよく思い出します。

　米国の地方都市では車が必需品です。日本と違って個人で売買する取引が多く、中古車の値段も比較的高いようでした。その当時、日本車は人気があり、まず日産サニー、次に妻用にマツダ車を購入しました。サニーのほうは、アクセルをふかしても速度が十分上がらないのは購入後から気になっていましたが、問題なく日常は乗り回していました。

　あるとき、サニーを利用してケンタッキー州の観光地に旅行に行った帰り、フリーウェイ走行中に車が止まりそうになりました。ついにエンジンは止まってしまいましたが、出口の近くでその先にガソリンスタンドが見えたので、下り坂を利用してなんとかそこまで辿り着きました。

　運の良いことにガソリンスタンドに整備工場が併設されており、修理を依頼しました。1時間くらいチェックしても、原因が分からないのでレッカーで居住地の修理工場まで送ってくれると言います。仕方ないので依頼すると、レッカー車で牽引するのでなくトラックの荷台に車を乗せて住まいのあるシンシナティまで移送するとのこと。私たち家族は、トラックの荷台に積んだ車の中に乗っていなければなりません。こうしたことは米国では日常的にある光景のようで、追い越していく車の搭乗者に散々からかわれ、恥ずかしい思いをしました。とても日本では考えられない経験でした。

公共交通網が発達していない米国では、当然のことだったのかもしれません。200マイルくらい離れていたので、それなりの時間と費用がかかりました。

修理を依頼したところ、エンジンの止まった原因は、なんとシリンダーとそれを点火するプラグの連結が間違っていたとのことでした。アクセルをふかしてもスピードが思うように出なかった理由が分かりました。でもそれを不思議に思ってはいけないのが米国という国だと感じた次第です。海外に出たら、日本の常識が通じないことを覚悟して生活しなければならないのです。

甲状腺外科の専攻が決まる

かつて私は九州大学第一外科に入局したとき、N教授に「内分泌外科に興味がありま す」と伝えたところ「面白いかもしれないが、症例が少ないから」と言われたことがあり ます。まさにそのとおりで、大学の助手として戻るまで数例しか甲状腺の病気の患者を診る機会がありませんでした。

1992年9月中旬に米国から帰国し、以前お世話になった大阪回生病院へ赴任することとなりました。医局人事の都合により、シンシナティを去る日になっても次の赴任先が決まっていませんでした。

シンシナティからテキサス経由でロサンゼルスに到着しましたが、なんと空港で自分のスーツケースが見つからないではありませんか。受付カウンターで苦情を伝えると、悪びれもせず、「次の便で届くと思うので、ホテルで待っていてください」との返事。搭乗便に荷物が入らず、次の便に載せたのでしょう。米国では日常茶飯事かもしれませんが、まさか帰国の際にこんな経験をするとは思いもしませんでした。

ヨセミテ国立公園に数日滞在後、ロサンゼルス空港からの帰国予定でしたが、そこでようやく次の赴任地を知ることができたのです。本来、留学から帰国する時点で勤め先も居住予定地も決まっていないのは驚くべきことです。しかし、米国で2年暮らしてその考え方に大いに影響を受けていたので、さほど深刻なこととは受け止めませんでした。偶然にも、私が乗った飛行機は大阪着便でしたので、数日滞在して賃貸マンションの契約をすることができたのです。船便の宛先の変更などはばたばたしましたが、10月より古巣で臨床を再開することができました。

　大阪の生活に慣れた12月に医局長より連絡があり、九州大学の第一外科に戻ることになりました。第一外科では臓器に対する高い専門性をもたせるために、医師を臓器別にグループとして編成していました。そこで私は研究指導していただいた黒木先生が率いる乳腺・甲状腺グループに配属され、甲状腺の手術を担当することになったのです。今にして思えば、このときの私に確固たる強い意志があったわけではありません。私の未来は成り行きで決まったようなものでした。

コラム ダイバーシティの前提は「人は違って当たり前」

米国では、コロナ禍で多数の感染者や死亡者が発生しているのにもかかわらず、マスク着用に反対する団体は少なくありません。公的な場所でマスクなしでいると自粛警察が現れても不思議ではない日本では考えられないことです。米国人の自由を制限されることへの反発の表れともいえるでしょう。このような米国と日本の国の文化の違いについて、いくつか思い出したことを述べたいと思います。

私は2年間ほど米国で留学生活を送りましたが、日本での常識が覆されることをたくさん経験しました。私が住んでいた地域では、自動車学校がないことにも驚きました。場所によっては自動車学校はありますが、練習コースを自前でもっていることがなく、学校に通って運転の練習をしなければならないという義務もありません。住民は公道で運転練習をし、試験で合格すれば免許証が得られるので、非常に経済的です。

住居は子どもの数に応じて、最低の部屋数が法律で決められていたことにも違和感を覚えました。子どもが1人でもいれば2つの寝室（two bed rooms）が最低でも必要なのです。

日本では子どもと川の字で寝るのが当たり前の習慣ですが、米国では赤ちゃんでも両親と別室で寝るのが当然、という考え方です。夫婦の夜の営みの問題もあるかもしれませんが、米国では、小さいときから独立した個人として育てているのです。裕福な家庭でも、子どもの大学の学費は自らローンを組むのが当然なのも、その延長線上といえそうです。

給与は月給ではなく2週間ごとに小切手で支払われるのにも、驚きました。経営者や事務方は月1回でも給与計算や銀行振り込みの手続きに追われるのに、2倍の手間がかかることになります。コストパフォーマンスを重要視する米国では不思議に感じますが、それには、一般的な米国人はお金が入れば消費する傾向にあり、貯蓄の習慣があまりないことが関係しているようです。つまり、月給で払うと、2、3週間後には一文無しになる人が続出してしまうので、それを防ぐ慣習のようなのです。

農耕民族は来年の収穫のために働きますが、狩猟民族は獲物が取れれば満腹、そうでなければ空腹を我慢するといった生活を送っていたようです。その遺伝子は現在にも引き継がれているのかもしれません。どちらが優れているかは別として、経営においては両者のいいとこどりが理想でしょう。

行動様式は国ごとの文化の違いによって変わりますが、同じ国民でも生まれや育ちが違えば考え方や行動は変わることを理解することがダイバーシティを受け入れる第一歩といえるでしょう。米国では考え方の違いが際立ち、修復困難なまでに分断が進んでいる部分も見えてきましたが、それは悪い手本としなければならないと考えています。

第3章

邁進——自分の足で立たなければ次の成長はない

クリニックを「有床診療所」化する

「人」こそが経営者最大の武器

当初、私のクリニックは無床で出発しました。無床クリニックとはベッドがなく、入院する設備をもたない施設ということです。それにもかかわらず、開業後は甲状腺を専門とする内科の先生方を中心に手術が必要な患者をたくさん紹介してもらえるようになりました。

30坪程度の広さで始めたクリニックは、次第に患者が増えていきました。タイミングよく、隣に入居していた会社がスペースを縮小・退出したので、その分を確保して少しずつ拡げ、最終的には60坪程度まで拡大。検査や待ち合いのスペースを拡げることもでき、欲しかった骨密度測定器を導入することもできました。このときの経験が私に「器」は大きいほうがいい（器が小さければ発展性は制限される）ということを教えてくれました。

医療施設はその他の企業と違い、発展しても広い土地・スペースを求めて簡単に移動するというわけにはいきませんので、最初からそれなりの器（土地や建物）が必要なのです。さらに、この経験がのちの有床診療所化や病院開設のときに生きることとなるのです。

しかし何より、組織の飛躍に最も重要なのは人です。

土地や資金は、事業計画や資産があればどうとでもなるものです。しかし、人は設備や資金のように計算ずくで調達してくることはできません。「ご縁」という言葉があるように、自分の力だけではマネジメントできないのが「人を集める」ということなのです。

その点、私は幸運だったといえるでしょう。３人の貴重な同志を得ることができました。まず、副院長である佐藤伸也先生との出会いは、２００８年11月に突然かかってきた電話がきっかけでした。電話の主は北海道大学第一外科の藤堂省教授です。

藤堂教授は九州大学第一外科の先輩でしたが、米国ピッツバーグ大学の教授を経て北海道大学の教授として迎えられ、移植医療の大家として活躍している雲の上の存在でした。「神の手をもつ移植医」と言われていたほどの人物です。

私が大学病院に研修2年目として在籍した時期、藤堂先生は助手で研修医や医員の間では鬼軍曹と恐れられていました。藤堂先生のゲライター（ドイツ語で「弟子」の意味）になると、ストレスで一度は血を吐くという伝説もありました。幸いながら私は弟子になることはなく（避けながら仕事をしていたのかもしれません）、血を吐かずに研修医生活を終えることができました。

そんな先生から急に電話がかかってきたばかりか、「今、実は甲状腺外科をやりたいという医師がここにいるんだけど、君のところで面倒を見てもらえないか。非常にいい子だよ」と、なんとも軽い口調で話をしてくるではありませんか。

何しろ、相手は医療界の大物です。あまりに突然のことに頭のなかが真っ白になりながら、私は自分の状況について説明しました。現在は原三信病院の開放型病床と手術室を利用させてもらっているヤドカリのような身分であり、とても誰かの面倒を見られるような立場ではないこと、また打開策として、原三信病院に勤務してもらえるように（そしてそこで甲状腺手術患者を受け持ってもらうよう）働きかけてみます、と伝えました。

原三信病院の江口先生に事情を話して相談したところ、幸いに快諾をもらえたので、12月の金曜日、原三信病院外科の忘年会に合わせて福岡に来てもらいました。「やましたクリニック」を見学してもらったあと、３次会くらいまで中洲《なかす》の夜を楽しみ、午前様で帰宅したことを覚えています。

実は佐藤先生は、藤堂教授と面談する前に、私の以前の勤務先である野口病院に翌年の４月から入職する予定だったようでした。しかし藤堂教授の一言で、蛇に睨まれた蛙のように、別府ではなく福岡行きを決意せざるを得なかったようです。彼は大阪大学医学部卒であり、私とは時期が違っても石橋にある大学教養部に通学していたわけで時空を超えた縁を感じました。こうして２００９年４月から原三信病院に入り、非常に有能な甲状腺外科医として手術を目的とする入院患者を一手に担当してくれるようになりました。

余談になりますが、藤堂教授と私の大事な接点は私が米国留学中のことでした。教授はピッツバーグ大学に在籍しており、まさに移植外科医として脂の乗り切った時期でした。住まいである郊外の大邸宅で、米国の移植医療や留学後の苦労話などを話してくれました。夜中の緊急移植手術を見学させてもらい、「助手の手が足りないから」といきなり肝臓手術に駆り出されたことも良い思い出です。「藤堂教授の手術の見学に来ており、米国での医師免許はない」と断ったのですが、〝That is fine.（問題ない）〟の一言。そんなスタッフの言動がピッツバーグ大学の中でも藤堂教授は特別な存在として一目置かれているのだ、と感じさせる一コマでした。同じ医学を志す日本人として、藤堂教授の活躍に誇らしい思いを抱いた次第です。

振り返ると、この藤堂教授からの電話が有床診療所を開設する行動を推し進める起爆剤になったのかもしれません。教授が専門分野の違う私を覚えてくれていて、手術のために必要な病床をもたない状態にもかかわらず、大事な弟子を推薦してくれた。そのことに今も感謝しています。

現在、藤堂先生は福岡県久留米市の聖マリア病院研究所の所長職に就いています。九州大学医学部が生んだ医療界に最も影響を与えた大御所の一人ですが、たまにお会いすると私の頭を見て開口一番、「髪がなくなってきたね」と平気で言われるような裏表のない先生です。医師としての偉業と人柄とのギャップも魅力です。


私と一緒に仕事をすることになった初めての常勤の内科医は橘正剛先生です。医学部卒業後に内分泌内科医を目指して基幹病院で研修後、野口病院で4年間臨床の力を磨き、クリニックに入職してもらいました。２０１１年5月のことです。

同じ病院で過ごした共通点はあるものの、一緒に仕事をする機会はありませんでした。橘先生は内分泌内科や甲状腺内科の専門医の資格を得ており、野口病院での将来が有望視されていました。奥様のご両親が佐賀在住であり、さまざまな事情で福岡への転居を検討していたことは聞きましたが、恩師のM先生から離れて独り立ちをしたい気持ちなど、他にも転職の理由があったのかもしれません。私にとって、頼りになる内科医師に赴任してもらえるこのうえない機会でした。佐藤医師との出会いにより、入院できる施設への思いが強くなっていた時期でしたので、なおさらのことです。内科医である彼と出会ったことで、のちに専門病院の開設が実現できたといっても過言ではありません。

外科部長の横井忠郎先生の入職も劇的なものでした。２０１１年3月11日の東日本大震災がなければ東京のがん研有明病院に赴任していたと考えられるからです。横井先生は医学部卒業後、聖路加国際病院でレジデントとして臨床力を磨きました。そののち、別府で開業していた父親の関係で故郷に戻り、非常勤で親戚の病院や野口病院で診療をしていたのです。そして、甲状腺外科関連の学会で積極的に演題発表をするなど期待の若手として活躍していました。私は横井先生と一緒に働いたことはありませんでしたが、野口病院という共通の話題もあり、学会などでは挨拶以上の付き合いがありました。

こちらへ入職したのは、２０１１年2月19日土曜日、オリンピア眼科病院（バセドウ病眼症の治療で有名な病院）の研究会に参加後、Ｎ先生と会食したことがきっかけでした。その当時、Ｎ先生は野口病院から熊本のＴクリニックに移動していました。その席で、横井先生が４月より東京のがん研有明病院に入職することになっているが、ポストがないので最初は無給になる、という内容の話を聞いたのです。そのときに、無給で苦労されるくらいならこちらに是非来てもらいたいという考えが浮かびました。その時点ではまだ有床診療所開設の許可を受けていませんでしたが、私としてはその年の暮れから開院するつもりで建築計画を立てていました。

　まずは外科医の私と佐藤先生、内科医の橘先生でスタートし、時期を見て伊都クリニック院長の大島章先生を迎え入れる予定でいました。しかし、患者が増えることは最初から予想していたので、是非横井先生に赴任してもらいたいと考えたのです。

　そして、２月22日にそういった趣旨のメールを横井先生に送りました。すると、「突然のありがたいメールで気持ちは揺れているが、がん研有明病院での修業を希望し、頭頸科のＳ先生に御尽力いただき、３月４日に見学（面接）に伺う予定になっている」という内容の返事が届いたのです。

　そして、３月11日に悪夢の東日本大震災が発生したのです。

葛藤の末、横井先生は最終的にこちらに来る決断をされたのではないかと思っています。佐藤先生と同様に、有床診療所の開院まで原三信病院に入職してもらいました。翌年1月から有床診療所での診療を開始するのですが、横井先生の存在なしにはとても成り立たなかったと思っています。臨床力だけでなく、コンピュータにも非常に詳しく、さまざまな面で貢献してくれたのです。

コラム　東日本大震災で経験した天災リスク

２０１１年３月11日に発生した東北地方太平洋沖地震後は、被災地の被害やご苦労とはまったく比較できませんが、私のクリニックにも診療リスクをもたらしました。

甲状腺の病気で最も多く処方されている薬は、「チラーヂンＳ」という甲状腺ホルモン剤です。その薬は福島県のいわき市でのみ製造されており、地震・津波により発生した福島原発事故の影響で工場が稼動できず、備蓄分はすぐ消費されてしまいました。緊急で輸入措置がとられたものの（これも国からの認可に時間を要しました）、数カ月間は十分に薬を供給できず、患者に大変な迷惑をかけました。90日分の処方箋を出しながら、14～30日分の薬だけを手渡し、残りは薬が納入された時点で宅配便を利用して送るという綱渡りで乗り切りました。

甲状腺ホルモン剤がいわき市でしか製造されていなかったことを知らず、一大事に慌てふためいたのが事実でした。その後、１カ所だけでなく数カ所で製造されるようになりましたが当院では非常時に備えて甲状腺ホルモン剤を備蓄するようになりました。

巷《ちまた》には災害時のサバイバル本が溢れていますが、大災害のときはこの経験のように何が起こるか分かりません。すべてのリスクを考えて準備することは難しいかもしれませんが、自分たちと患者の身を守るため最低限の防災の準備は必要と考えます。

コラム　甲状腺内服薬「チラーヂンS」について

甲状腺の病気の治療薬は種類が少なく値段も安いので、医師にとっても患者にとっても使い勝手の良さが魅力です。主な薬は甲状腺ホルモン剤（甲状腺ホルモンが低下したときに補う薬）と抗甲状腺剤（甲状腺で過剰につくられるホルモンを抑える薬）の2種類です。さらに、症状によりベータブロッカー（甲状腺ホルモンが過剰に分泌されて生じる頻脈を抑える）やステロイドホルモン（炎症を抑える）などが使用されます。

甲状腺ホルモン剤で一般的に使われているのが、「チラーヂンS」です。これは甲状腺ホルモンそのものを薬にしたもので、飲むことでホルモンを補えます。この薬は甲状腺機能低下症のほか、甲状腺腫瘍や甲状腺腫大を抑える目的で用いられます。

甲状腺がんやバセドウ病では、甲状腺ホルモン剤を飲むかどうかが手術で切除する範囲を決める要素のひとつとして関わってきます。慢性甲状腺炎など基礎疾患のない患者の甲状腺は半分残っていれば、体に必要な甲状腺ホルモンをつくることができます。しかし、甲状腺を全部摘出してしまえば、甲状腺ホルモン剤を一生飲む必要があります。

チラーヂンSは1日1回飲めば、安定した血中濃度が得られます。1日飲み忘れても命に関わりませんが、病状や体調には影響を及ぼすので毎日飲む習慣が必要です。欧米と同様に日本でもバセドウ病や甲状腺がんに対し、甲状腺全摘術を選択する割合が増えてきています。そうなると、薬の供給体制と患者が一生薬を飲み続けていけるかどうかが心配になってきます。供給については、東日本大震災の教訓から薬の生産工場が分散され、緊急輸入の手続きも経験しているので関係各所は対応できます。まずは安心できる状況といえるでしょう。

　次に心配なのは、患者が高齢になり、これまで治療を受けていた医療機関に通院できず、かかりつけ医や老人ホームなど施設での管理になった場合です。

　高齢になると薬も多くなるので、知らないうちに甲状腺ホルモン剤を外されることが危惧されます。甲状腺ホルモンを飲まなくても急な体調変化をきたさないため、次第に体の働きが衰え、認知症が生じれば甲状腺ホルモン剤を飲んでいないことに気づきにくくなることも想定されます。実際、老人ホームに入っている認知症患者の甲状腺ホルモン値を調べると、甲状腺機能低下症になっていることが少なくないという報告があります。そこには本来飲むべき必要があった甲状腺ホルモン剤が外された人もいるでしょう。

　このような問題が発生しない社会的な仕組みが必要ですが、まずは患者（および家族）にこの薬の重要度を理解してもらい、きちんと飲む習慣をつけてもらうしかありません。甲状腺専門の医療施設は予約制が多いようですが、薬のなくなる前日などではなく、少し余裕をもって予約することも大事です。急な事態が発生しても対処できるからです。

開放型病床の利用では、人手も病床数も足りない！

２００６年７月に開院以来、外来診療はクリニックで、手術や入院治療は隣の原三信病院の開放型病床を利用してもらい、手術と病棟管理は自ら行って、退院後はクリニックで術後の治療や経過観察を行うというやり方で４年が経ちました。クリニックの役割はどんどん増し、原三信病院の開放病床を利用しての手術症例は年々増加していきました。

開院２年目を過ぎた頃から、手術室とベッドを間借りする診療形態のままではこの専門分野で継続・発展していくことが難しいと感じるようになりました。別府や神戸などの遠方の甲状腺専門病院まで足を運んでいた福岡県の多くの患者が、当院で手術を受けるようになってきました。さらには福岡市や県の最西部である糸島地区にとどまらず、他県から訪れる患者も増え、医療圏が広がってきていました。

原三信病院での開放型病床の利用ベッド数は平均９床ですが、手術後の患者状況や急患手術が追加されると一時的には14床くらいまでになります。ついに手術枠の確保が困難になり、手術待ちの患者も増え、その時点で約80人。しかも、悪性腫瘍の患者を優先するため、良性疾患は３～４カ月待ちという状況。手術までの待ち時間が長いために遠方の専門施設に紹介を受けて移る人もいるほどでした。

なお、甲状腺がんの手術を年間２００～３００例行うと、おおむね５～10％が術後に再発し、その大半がリンパ節転移となり、再び手術が必要になります。また、バセドウ病の場合、手術の必要はないけれど、安静や内科治療を目的にする入院も想定しなければなりません。

いくら頑張っても私が現行の診療を20年以上継続することは肉体的に無理です。独りで奮闘しているだけでは、事業継承が危ぶまれる日がいつか来る。そして、たくさんの患者に迷惑がかかることは容易に想像できました。

甲状腺や副甲状腺の病気の患者は、まだ診断がついていない潜在患者も含めると、成人女性では20人に１人いるのではないかと考えられています。ただ、この病気の診断・治療に精通した専門の科や専門医は非常に少ないのが現状です。なかでも、甲状腺外科はとりわけ少ないというのが事実です。

現在、日本の大学病院や総合病院外科では、甲状腺や副甲状腺の患者を乳腺の病気を看板に掲げている乳腺・内分泌外科で診ることが多いです。たとえ甲状腺外科の専門医師がいたとしても、診療を長年継続しているところは少ないのです。

なおその当時、甲状腺外科専門医は福岡市内では私のほかに１名しか登録されていませんでした。甲状腺外科に関する認定施設は、福岡県内では原三信病院の１施設でした。そのため、２００８年には福岡県内でバセドウ病手術を受けた80人のうち、49人（61％）を担当。甲状腺・副甲状腺の手術数では日本で4番目、九州では2番目の施設として、福岡県の地域医療を担うようになってきました。

大学病院（主として九大病院、福大病院、産業医大病院、久留米大学病院）、総合病院、開業医ともパイプができ、そこから紹介される患者の数も増え、半年間の手術患者１８６人の紹介率は86％となりました。

紹介されてくる患者は、福岡県のみならず県外からも増えてきており、緊急性のある治療を担う他病院の負担を軽くする貢献ができているという自負も芽生えてきました。

当クリニックは甲状腺・副甲状腺の病気に特化した希少な専門の医療施設です。その強みを大事にして、患者のために後進の専門医（内科・外科医）を育て、適切な治療を継続できるようにしなければならないと思うようになりました。

そのためには、医師１人でコンパクトに回す「間借り診療」を卒業し、複数の専門医を置く、それなりの規模と運営形態が必要です。江口副院長のおかげで、原三信病院との関係は非常にうまくいっていましたが、この環境に甘んじていては将来的なリスクは大きくなるばかり。先に述べた先生方との出会いも重なって、病床をもつ新たな専門施設づくりを目指す決意をしました。

有床診療所化を決意する

次のステップとして私が目指したのは、「有床診療所」化でした。有床診療所とは通院での治療に加えて、必要があれば入院して治療を行うことができる、入院用ベッドを備えた小規模な医療施設を指します。これは法律によりベッド数が19以下と定められています。20床以上は「病院」という扱いとなり、また違った機能も備えなければなりません。有床診療所になれば、急性の病気の患者の入院対応だけでなく、慢性的な病気が急に悪化したときにも夜間・休日問わず対応ができます。手術後の療養目的の入院にも活用でき、患者の不測の事態にも対応ができるという大きなメリットがあります。

厚労省が旗振りをする「病床規制」のため、施設の新規開設は困難な状況で、Ｍ＆Ａ

（合併と買収）という手法が最初の選択肢でした（行政的には病床の売買は認められていませんので、経営権を譲ってもらうのが正確な表現となります）。一般のビジネスに喩えれば、新規参入したい業界の営業権をもつ企業を取り込んで、その業界に進出するようなイメージです。例えば、経営が傾いた有床診療所や病院から経営権を譲ってもらい、最小限の改修工事で再生できれば、初期費用がかなり抑えられます。

ただし、それには２つの大きな問題があります。

まず、甲状腺専門施設は遠方から訪ねてくる患者も多く、交通の便のよい立地が必須であること。必然的に一等地が求められます。

もうひとつは、施設の老朽化問題です。経営難をきたした施設は一般的に古い建築物なので、改修しても使用に耐えられないことが想定されました。そうなると、病床の権利だけ受け継いでも、施設そのものは新たに建て直さざるをえません。

甲状腺病院は50床程度で十分ですが、そういった手頃なサイズの施設は見つけることができませんでした。１９８５年の第１次医療法改正により、地域医療計画の策定の一環で、地域の病床数に制限が設けられました。その直前に駆け込み増床した中小病院が多かったのですが（福岡市も例外ではありません）、その後の医療費削減、医師不足、施設の老朽化などにより、ほとんどが統廃合されました。有床診療所もかなり淘汰され、わずかに残った施設はしっかり経営ができていて、手放す必要がないところばかり。取引先の地銀2社にもM&Aのリサーチを依頼しましたが、候補施設を提示してもらうことすらできなかったのです。

最後の手段は、県庁より有床診療所開設の許可を得ることでした。2008年までは届出制でしたがその後、許可制となり、非常にハードルが高くなったと聞いていました。しかし、まずは行動を起こさないと前に進みません。

福岡県庁の医療指導課を訪ね、当院の状況を一通り説明しましたが、その反応はまことに厳しいものでした。医療法の関係法令を提示しながら「現在はへき地・産科・小児科・救急以外の開設を認めていません」との返事のみ。あとは一顧だにしてもらえませんでした。「なにか別のアプローチで開設許可を得る方法はないか」と食い下がりましたが、同様の返事でとりつく島がありませんでした。2010年3月頃のことでした。

突破口は意外なところにあった

最初の県庁訪問は空振りで終わりましたが、諦めるわけにはいきません。研究と臨床ですばらしい業績があり、非常に温厚で面倒見のよい九州大学第一外科の萱島孝二先輩が大濠公園駅の近くに「萱島外科」という有床診療所を開業されていました。九州大学病院で勤務していたとき、何度か手術を手伝ったことがあったのでその縁を辿って訪ねることにしました。

病床を持ちたい理由と県庁訪問の顛末を話したところ、「病床をもつのは大変だが、便利な面もある」と、有床診療所運営の現況について詳しく説明してくれたのです。そして、全国有床診療所協議会の役員であるＴ先生を紹介してくれました。これがその後の光明を見いだすきっかけになりました。

１週間ほど後、東区香椎台にあるＴ外科・胃腸科医院を訪ねました。Ｔ院長も九州大学第一外科の先輩で、以前２回ほど手術助手を務めたことがあります。これまでの経緯を話したら、開口一番「それはおかしい」と断言。前に参加した全国有床診療所協議会と厚労省との話し合いの記録を持ち出し、こう教えてくれました。

有床診療所の開設が許可制となったあと、へき地以外には新規参入がまったくできなくなることを危惧して、「産科・小児科・救急以外の開設を認めていません」という文面の、産科・小児科・救急に「その他」を追加してもらった経緯がある。私の計画している有床診療所は「その他」で申請できるはずである、と。

そして、証拠となる内容が記載された誌面の複製をもらいました。『全国有床診療所連絡協議会20周年記念誌』の第1章「活動」内には「厚労省との質疑応答の結果、有床診療所の開業がなるべくスムーズに行えるようにしなさい」とあり、「これで医療法13条を巡る我々の活動は、ほぼ希望どおりの形で終結を迎えることになった。ただ、地域医療計画はほぼ都道府県に移管されてしまうことになり、厚労省の方針が正しく伝わっていない都道府県が多々ある。このような都道府県に対して、どのようにして対応していけばよいのかが今後の課題として残された」とも書かれていました。

まさに目から鱗が落ちる思いでした。T先生からは「これを持って県庁の医療指導課に抗議するといい。開設の手続きを進められます」との大事な助言を預かりました。

「これでうまくいく！」と確信したのを覚えています。もちろんその後も苦労は続きますが、結果として、このアドバイスが難局を打破する手がかりとなりました。

先生は２０１８年７月に亡くなりましたが、私の相談に熱く親身にのってくれた様子は今も脳裏に刻まれています。告別式終了後、初めてお会いする奥様に「私は先生に大変にお世話になりました。ありがとうございます」と目頭を熱くしてご挨拶しました。非常に思いやりのあるすばらしい先輩を早くに亡くしたことは残念でたまりません。非常に人間味があり、面倒見の良い両先輩とのご縁が私を救ってくれました。

日本の医療に横たわる分厚い岩盤規制
――病床数を増やしたくない医療界と行政

わが国は行政からの規制が多いことで知られていますが、医療においては特に強い規制がかけられています。具体的には診療報酬制度、病床規制、株式会社による医療法人の経営の禁止などが挙げられます。

本書のテーマは病床規制に関わることなので、病床に関して簡単に説明してきます。

20床以上の病床を有するものが「病院」、19床以下の病床を有するものが「有床診療所」、無床のものが「診療所（あるいは無床診療所）」とされています。病院および有床診療所の開設および増床については許可性で、一般的にクリニックと呼ばれている無床診療所の開設については届出制です。ただし、日本医師会に加入すればほかの会員との競合があるので、無床診療所においても地域医師会の許可が必要なところもあります。

病床規制とは、「基準病床数を超える地区においては、それ以上の増床を認めない」という趣旨の法規制です。厚労省は、病床が多いと医療費が増大する（供給が需要を生む）という考えから、医療費を抑える目的で行っています。一理ありますが、既存病床の既得権益化により新規参入ができにくいこと、ニーズに応じた病床を新たに確保できないことといった問題が起きています。

２００６年の医療法改正で、有床診療所にかけられた48時間の入院時間の制限（「診療所の管理者は、診療上やむを得ない事情がある場合を除いては、同一の患者を48時間を超えて入院させることのないように努めなければならない」という規則）がなくなった代わりに、有床診療所の病床数が病院と同じようにカウントされることになりました。つまり、有床診療所開設のハードルが高くなった分、逆に有床診療所から病院を開設するには有利になったのです。私にとっては非常に重要な改正でした。

有床診療所の病床数はトータルで減少傾向にあり、１９９９年と２０１６年を比較すると、半分以下になっているようです。これは、医療にかかる社会構造の変化、経済的・人材的なことによる複合的なものでしょう。医療は厚労省が定めた診療報酬制度によって対価が決まっています。有床診療所では割が合わなくなってきたのが主な原因でしょう。

通常、国（官僚）は既得権益を手放したくないが、企業はそれに反して規制改革を求める力学が働きます。今回のケースは、「病床が増えて競争相手が増えるのは困る」という医療界（いわゆる民間）の既得権への思いが官僚の思惑と一致し、私の前に分厚い岩盤となって立ち塞がったのではないかと思われます。本来なら、適切な競争のもとで医療が進歩するのが望ましいのですが、病床規制がそれを阻み、新規に病床を持つことへの強い圧力（壁）が生まれているのです。無床診療所から有床診療所へ、有床診療所から病院へ。

私は岩盤規制を２つ、突破しなければなりませんでした。

立場を変えて、政府が岩盤規制を破ったといわれている医学部新設（国際医療福祉大学と東北医科薬科大）と、加計学園の獣医学部開設についても考えてみます。少子化により、大学をはじめとする学校開設はかなり規制されていますが、そのなかでも特別厳しいのが医学部・歯学部・獣医学部です。規制が厳しすぎると業界の新陳代謝が阻まれ、発展がゆがめられるように感じます。かといって医学部の開設を際限なく許可したら、医師過剰を招き医療費が増大する（供給が需要を生む）とともに医師の質の低下を招き、適切な診療を受けられない患者が増えることが予想されます。

現在のわが国の医療難民問題が、医師不足か医師の偏在か、両者が混《こん》じて生じているのかの正確な回答は得られていません。しかし、２０２５年以降は後期高齢者の減少により医療需要が低下するのは知られているので、新たな医学部を2つも開設することはいかがなものかと思います。

２０２５年問題とは、戦後の第1次ベビーブームに生まれたいわゆる「団塊の世代」が75歳を迎える２０２５年に、さらなる「超高齢社会」に突入することで起きるとされている問題の総称です。大学で6年間学び、その後、研修を終え、医師が一人前になるのには10～20年かかります。その頃には医療需要が減ってくることになるわけです。今回の医学部・獣医学部新設について政府は、「規制の岩盤にドリルで風穴を開けた」と大げさな表現をしていますが、悪しき利害関係に基づいた政治判断ではなかったことを望むとともに、新たな既得権益を、行政や医療業界に与えただけにならなければよいと案じています。

　さて、医学部と獣医学部では医療制度が違います。我々人間には国民皆保険があるので、個人の支払いは治療費の一部で済み、健保組合が残りを負担しますが、動物の治療費は基本的に飼い主が全額支払います。つまりは動物病院がいくら増えても国や自治体の財布は痛みません。動物病院の増加で競争が生まれ、それに伴ってサービスがよくなり、費用が安くなるなら、それはそれでよいのかもしれません。

　獣医師は動物病院や動物園での仕事だけでなく、海外からの病原菌や毒物を国内に流出させないための措置、感染症の予防やその拡大を防ぐ重要な役割を担っています。数年前、南米原産の猛毒を有する「ヒアリ」が話題になりました。海外との行き来が盛んになるにつれ、このような事例が増えるのは明らかですので、獣医師の需要は高まるのではないでしょうか。しかし、今回の獣医学部開設については、将来どのくらい獣医師の需要があるかなど十分な検討がされず、加計学園ありきで許可したのではないかということが社会問題になったということではないかと思います。

以上が私見ですが、日本の医療問題を考えたとき、その根幹は「医療財源の不足」にあるという結論に辿り着きます。医療機関は効率よく診療を行い、患者は効率よく治療してくれる医療機関にかかるようにしなければなりません。それ以前に、医療費を減らすため、個々人が病気予防のための生活習慣を身につけなければなりません。

医療には強い規制が設けられていますが、少子高齢化と人口減少による社会の変化に適応させていくため、次第に緩和の方向へ向かっている部分もあります。

ますます支出がかさむ医療費を抑えるため、診療報酬のマイナス改定などで多くの病院の収益が悪化。それに伴い、特に赤字の多い公立・公的病院の再編統合を促す政策がとられるようになってきました。２０１９年、経営統合による経費削減や診療の効率化を促す目的で、４２４施設の再編統合が公表され、医療界に衝撃が走ったことは医療関係者の記憶に新しいところです。再編・統合でのダウンサイジング（病床の返還）に補助金制度を設けていますが、地域の公立病院存続を望む住民も多く、前途多難のようです。

余談ですが、最近では地銀にも同様の政策がとられるようになってきています。貸出需要の減少と日本銀行の超低金利政策（マイナス金利導入）で、地銀の金利収入は減少の一途を辿っています。金融庁から見て「多すぎる」地銀の再編を促す施策として、経営統合や合併に対し、システム統合費用などを補助する方針なども検討されています。また、公正取引委員会は、寡占がもたらす融資先の不利益への懸念からこれまでタブー視されてきた、同一県内の地銀再編の道が開きつつあります。

政府は、金融の安定と皆保険制度の存続を、規制強化と緩和の調整というアメとムチで遂行しようとしているのです。病院と地銀は、少子高齢化だけでなく、大企業や都市銀行のように海外に販路を求めるのが困難です。そんなところも、ダウンサイジングを要求される要因なのかもしれません。

第4章

勝負——人を動かすのは「事実による説得」だ

事業拡大を成し遂げた、決めの一手とは

準備を整え、福岡県庁へ再訪問

初めて福岡県庁に有床診療所を開く相談をしたときの反応は、芳しいものではありませんでした。そこで準備を整え、２０１０年4月、再び福岡県庁の医療指導課を訪ねたのです。Ｔ先生から受け取った資料を提示しながら説明して、全国有床診療所連絡協議会の理事からも「法律的に問題ない」という確認が取れていることを伝えたのです。その結果、全国有床診療所連絡協議会と厚労省との「約束事項」「開設許可を得る条件」の中に、「その他」の記載があることが認められました。「申請は受け付けざるを得ない」と認められ、担当者に「必要書類は連休明けに送ります」という約束をもらうことができました。

ところが、事はうまく運びませんでした。有床診療所を設置した前例があったと聞いていたので簡単に考えていましたが、連休明けに届くはずの申請書類が6月になっても届きません。しびれを切らし、関係書類の送付が遅れている理由を問い合わせました。すると、「有床診療所を設置した前例は、病床の減少（12床→3床）と移転を同時に行い開設したもの」だったとのこと。つまり、新規の申請をした前例はなかったのです。このあと、かなりハードルの高い書類の提出を求められることになります（表1）。

（表1）

○申請に必要な書類

・診療所病床設置の要望書
・必要病床数と、その根拠を示す確認資料
（これまでの入院実績と今後の見込み数）
・病床設置後の医療機関平面図
・設置後の医療提供体制が確認できる書類
（医療従事者の確保、十分な手術・看護体制）など
・同じ医療圏にある医療機関とその実績
（今回の場合福岡・糸島）
・周辺の医療機関と医師会の理解を得ていることを示すもの

○申請の手続き

・県知事へ、設置の要望を伝える
↓
・県から福岡県医療計画部会への諮問
↓
・福岡県医療計画部会からの答申
↓
・福岡県知事より回答通知
↓
・許可が下りれば病床を設置し、10日以内に届を提出
↓
・本申請前に書類一式を役所に提出、内容を確認

本来の文書は専門用語が多いものですので、ここではやり取りの要諦をかみ砕いてまとめます。

まず、厚労省令で定める「一定の医療」としては、在宅医療、へき地医療、小児医療、周産期医療が挙げられています（医療法施行規則第1条の14の第7項や通知による）。福岡県では、原則、これらの医療が「その他」に当たるという認識とのこと。そこで私のクリニックが、「地域において良質かつ適切な医療が提供されるために必要な診療所」であることを客観的に示す資料を提出することを求められたのです。

そこで私は、8月に原案を送りました。

行政からの指導とはいえ、非常に細かい指摘が戻ってきて頭を抱えましたが一つひとつ答え、ハードルを越えていきました。当時はあまりにも多い条件に、自分の行く道を阻まれるように感じ、このやり取りを行政との「戦い」のように思っていました。しかし、医療施設を拡張するということは、気軽に始めて「やっぱりダメでした」では済まされません。それだけの重責を伴うものであることが、今振り返ればよく分かります。

やり取りの詳細を子細に記すことは控えますが、最終的には次のような内容を行政に訴えました。

病床設置に向けて訴えた10の強み

《その1》有床化するべき理由

やましたクリニックはなぜ、有床診療所になるべきなのか。

開院後2年ほどでかなりの手術を担当することになり、この地域に甲状腺の病気に対する医療が必要だと感じたからです。甲状腺の患者は手術だけで終わることは少なく、長期間、薬を飲んだり経過を観察することが必要です。現在のクリニックの診療体制では、私が診療できなくなった場合、かなりの患者が遠方の専門施設に行かざるを得ず、患者にとって大きな不便を強いることになります。

組織を大きくして十分な医療体制を確保することが地域医療にとって重要なことだと思います。

《その２》「医療費削減」という行政の目的に合致

甲状腺の患者に対応する力を高めることは、医療費の削減にもつながります。

専門施設で手術をする患者数が多いところほど合併症（手術後に起こるよくない症状や状態のこと）が少なく、入院日数も少ない、つまり総合的に見て安全であることが分かっています。大分県別府市の野口病院のホームページによれば、福岡県から年間約２２０名の患者が受診し、入院治療を受けているとのこと。これは患者が遠方で費用がかかっても、専門の施設で治療を受けたいと思っていることを示しています。

さらに、専門病院のほうが総合病院と比べ、基本入院料や加算が少ないので、医療費をかなり低く抑えることができます。ただ、なかには遠方の専門病院ではなく、福岡市内の病院で治療を受けたいという患者もいます。こういう人たちをすべて福岡市の専門病院で受け入れることができれば、患者のメリットになるうえ、医療費の抑制にも貢献できます。

行政が入院ベッド数を規制する本来の目的は、医療費を抑えることです。新たに専門施設をつくれば一見ベッド数は増えるように見えますが、実はより大きな目的にかなう道なのです。

例えば、当クリニックに医師が増えて（３名で計画）、手術室が確保できれば、患者は毎年50名以上ずつ増えていくことが考えられます。５～10年後には１０００人程度になると想定されます。増えたベッドが空回りすることは、非常に考えにくいといえます。

《その３》地域連携はむしろ進められる可能性があること

行政としては、新しい医療施設の孤立を心配していると思いますが、その点は問題ありません。当クリニックは設立の当初から原三信病院と深く連携しており、有床診療所になったあともその関係は変わりません。

例えば、糖尿病などの基礎疾患があり、手術が必要な患者については、入院前にその分野の専門の先生（主に原三信病院の先生）に相談し、その情報をこちらでも共有。安全に手術が行える体制が整っています。実際、申請時の段階で１５００人以上の患者を手術していますが、手術中も手術後も全身的な管理が安全に行われ、重い合併症が生じたことはありません。

逆に地域の他の医療機関から、甲状腺に関する診断や治療の依頼を受けることもあります。例えば、患者の内科的・外科的治療を依頼され、病状が安定すれば、本人の意向に沿って元の病院に戻し、続けるべき治療をお願いしています。このとき、甲状腺や副甲状腺以外の病気については、地元の先生か専門の先生を紹介するようにしています。専門分野でしっかり責任を果たしながら、それ以外の領域では他の専門の先生方と連携をとるという体制はすでにできあがっているのです。

有床診療所になることでその連携が強化・進化することはあっても、退化することはあり得ないのです。

《その4》医療圏が拡大し、医療費の抑制にもつなげられること

例えば、福岡市民病院は、当初想定していた医療圏だけでなく周辺の郡（糟屋《かすや》郡など）からもたくさんの患者を受け入れています。また、移転増床が計画されている福岡市立こども病院（当時）も、九州地区はもちろん、広範囲の患者の治療を受け持つだろうと思われます。

これは、専門性に優れた診療科をもつ医療施設の医療圏は広くなることを意味しています。私のクリニックも申請時の段階で、T甲状腺専門クリニックのある熊本県や長崎県の壱岐・対馬といった県外からのたくさんの患者を受け入れています。福岡市に家族がいる人が私のクリニックを勧めたことから手術を希望する地方や県外在住の患者も珍しくあり

ません。

有床にすれば、こうした要求にさらに応える体制を整えることができます。このように専門施設が医療圏を広げていくことは、長い目で見れば、ベッド数の抑制にもつながるはずです。

《その5》甲状腺疾患の患者は増えているということ

そもそもの話として、地域での甲状腺の病気を治療する必要性が高まっているという背景があります。

この事実に関しては、原三信病院の副院長・外科部長を兼務している江口徹先生が口添えしてくれました。その内容は、①当地域での甲状腺・副甲状腺の手術は増えており、病気の特殊性から今後も増加すると考える②将来も続く甲状腺・副甲状腺に特化した専門施設を設置することは福岡県の地域医療にとってもすばらしいことである。そこで、当クリニックの有床診療所を設置する許可を出してほしい、というものでした。

《その6》「小児」「産科」「救急」に貢献できる

小児科、産科、救急など医療者の負担が大きいとされる分野においても、当クリニックは地域医療に貢献しています。例えば、申請した年は1月からの半年間で１８６人の患者を手術しました。その86％がほかの医療機関からの紹介でした。紹介元は医院・クリニックが37％と最も多く、民間病院、国公立病院と続き、大学病院からも19名（10％）の紹介を受けています。つまり地域医療のなかで専門医療・急性期医療を担い、ほかの急性期病院の負担を軽くしているのです。

小児の甲状腺良性・悪性腫瘍やバセドウ病、クレチン症などについても外来治療や手術の実績があります（年間数名程度の手術）。妊娠中に起こる甲状腺の病気もかなり診察しており、安静や手術のため入院が必要な場合があります。病床を持つことでこうした患者の負担が軽くなり、より安全な医療を提供できる体制になることは間違いありません。

《その7》有床化が実現すれば、救急患者へのより安心・安全な医療ケアが可能に

ベッドがあるかないかで、患者の安心感は大きく異なります。

ベッドがないために治療ができず、連携している原三信病院へ移送することが必要とな

ります。すると両医療機関ともに慌ただしくなり、患者にも負担を与えることになってしまいます。もちろん、スタッフの負担も考えないといけません。

有床診療所であればこうした患者を引き受けることができ、負担も軽くなります。こうした事情を考えれば、有床化で必要なベッド数は最大限の19床です。将来的には19床でも不十分になると考えています。今後、患者の状態によっては日帰り手術を含め、短期入院が必要な患者にも対応できる体制を整えたいと考えています。

《その8》専門医の認定施設になっていること

甲状腺外科・内分泌外科専門医を取得するためには認定施設での手術経験が必要で、私がその責任者として原三信病院が専門施設認定を得ていましたが、有床診療所が設立されればその認定を当クリニックで引き継ぐことができます。

伊都クリニックの院長・大島章先生は九大第一外科の同門で、野口病院に出張勤務していた2年間、私が指導をしました。その後、九州大学病院の助手として学生や後輩を指導しながら、主に甲状腺の病気の外科治療を受け持っていました。九州大学病院を辞職後、透析医療を主とする伊都クリニックの院長になり、その診療のかたわら、月数例の甲状腺手術を行っています。

大島先生はすでに甲状腺専門医、甲状腺外科・内分泌外科専門医になっており、当クリニックが有床化した際は、人材育成の場をつくりあげることに賛同してもらっています。

他にも当クリニックが有床化し、手術ができるようになれば異動してもらう約束の先生もいます。佐藤伸也先生という優秀な外科医です（現在の当院副院長）。北海道大学の藤堂省教授より私に指導の依頼があり、引き受けた人物です。有床化して施設が充実すれば、この分野での人材育成においての全国からの要望にさらに役立てることは間違いありません。

《その9》人材育成の場として全国への貢献が可能になること

専門医を取得するには、学会に入会してからの期間、認定施設での研修と実績が必要です。認定施設を当クリニックに移動することで、当院１カ所で甲状腺の内科、外科領域の研修を行えるようになります。専門医を育てるうえで、より効率的な体制をつくることができるというわけです。

有床化しても大学病院などのような基礎研究はできませんが、臨床研究（人に対して行う医学的研究）は充実させていく予定で、重要な知見を蓄えて医療の進歩にも貢献します。事実、当クリニックは申請時においても甲状腺・副甲状腺の手術数は全国で4番目であり、症例に恵まれています。専門施設として成長することで、その機会をさらに活かし、臨床に役立つ情報を学会発表や論文として外に発信することがますます可能になるでしょう。

甲状腺・副甲状腺に関する全国学会は、甲状腺外科学会と内分泌外科学会があり、私は両学会で毎年数演題を発表しています。その際、交流のある外科医や医局から打診され、見学に訪れた医師に手技手法などを教えることも少なくありません。福岡県内では福岡市で糖尿病・内分泌アーベント講演会や、小倉で北九州内分泌研究会が開催されていますが、それらの研究会にもほぼ毎回演題を出しています。

福岡で甲状腺・副甲状腺診療を行っている先生やコメディカル（臨床検査技師や放射線技師など）の研修や交流を目的とした「福岡甲状腺・副甲状腺研究会」も代表世話人として3年前に設立しました。甲状腺分野で優れた業績を持つ先生方を招いた講演も積極的に企画しています。

このように学会・研究会活動などを通して、甲状腺・副甲状腺の分野の発展および人材育成にも尽力しています。

《その10》人員の確保については不安なし

先に述べたとおり、私以外の専門医もすでに確保しているので、万が一、私が診療できなくなってもクリニックを続けられる体制になっています。ほかに非常勤医師2名、看護師4名、検査技師3名、事務3名が外来診療に従事しており、病床設置後、2名の内分泌外科医にも来てもらう予定です。看護師その他を増員することで、医療を提供する体制も十分に確保できました。ここまで甲状腺・副甲状腺に特化し、手術ができる単科の有床診療所や病院は福岡にはありません。

ちなみに、当クリニックは甲状腺や副甲状腺の病気以外の診療をすることはありません。基礎がなくほかの診療科に変えても、現在の有床診療所の診療報酬では経営的に成り立ちません。従って、「専門施設だったはずが、なんでも屋になって専門性の低い医療を提供し、効果的でないベッド利用を増やす」という事態は起こらないと約束します。

このように、やましたクリニックには有床化が必要であること、有床化には患者や行政にとって利点が多いこと、行政が心配する有床化による弊害は起こり得ないこと、宣言を違えるような経営は行わないことを説明しました。このとき、私は、「何らかの事情により、甲状腺および副甲状腺の病気の専門治療が続けられない事態が発生した場合には、病床を返上いたします」という主旨の誓約書を提出しました。併せて、大島先生と佐藤先生による推薦状も提出したのです。

検討会が開かれず先に進めない！
――根気のよい根回しで突破口を探る

8月に申請書を提出したきりで、状況は前に進むことはありませんでした。投げたボールが返ってこない状態だったので、9月に医療指導課に再度催促の連絡を入れました。10日ほど経っても返事がないため、進捗状況や今後のタイムスケジュールを尋ねたり、催促の電話をかけたりしました。すると、県の担当者より、ベッド数が19床で適正かどうか判断できたら県知事から有識者に諮問をし、10月上〜中旬までに「医療計画部会」を開き審議する形で進むことになる、との返答がありました。

この計画部会の会長はおそらく福岡県医師会長のM先生が務めるはずです。ならばM先生に書類が提出される前に、有床診療所協議会の役員の先生方を伴い、10月1日に直接会って説明をすることにしました。

M先生には診療所設置の目的を伝えるとともに、厚労省と意見を交わしてきた先生方から有床診療所設置についての厚労省の見解と、地域医療に必要であれば産科・小児科・救急以外でも設置が可能である（「その他」という項目がある）ことを説明してもらいました。

Ｍ先生の理解をいただき、常任理事のＹ先生にもつないでくれました。指定の日時に県医師会へ電話をしたところ、たまたまその日は夕方まで医師会館にいるとのこと。急いで向かい、運よくご本人に会うことができたのです。

有床診療所開設申請書を持参して説明したところ、地域医療に貢献する施設であれば設置許可は可能という理解とともに、「きちっと対応します」と色よい返事をもらいました。その際、「博多区医師会長と福岡市医師会長にもご挨拶してお願いをするように」とのアドバイスももらいました。折しも、博多区医師会長は開放型病床を利用させてもらっている原三信病院のＨ副院長（現院長）が務めており、福岡市医師会長は私が研修医1年目に在籍した福岡赤十字病院で消化管の内視鏡検査の指導を受けたＥ先生でした。面談の約束もすぐに取れ、有床診療化の要望にすぐさま理解をもらいました。さらには両組織から推薦状までもらうことができたのです。

県議からの援護射撃を得る

しかし、その後はまた元の黙阿弥でちっとも進みません。メールで尋ねても、回答は先日と同様で「現在、ベッド数が19で適正かどうか、県の担当で判断している。それが済み次第、県（県知事）から医療計画部会へ答申する」と変わりません。ただ「10月上旬あるいは中旬までには医療計画部会を開催する」という回答を得ました。

ようやく次のステップが見えてきたと喜んだのもつかの間。10月を過ぎても連絡は一向にありません。その後、「有床診療所設置は法律的には問題ないが、該当地が過剰ベッド地域ということもあり、地域医療の観点からの必要ベッド数が割り出せないため先に進まない」との返事がきました。11月15日のことでした。

業を煮やし、私は別の作戦に出ることにしました。伝手を頼り、ある県議に相談することにしたのです。M県議はすぐに状況を理解してくれ、11月16日、私が懇意にしてもらっているT市議とそのM県議とで県庁に出向き、状況を確認してくれたのです。

私の働きかけでは腰を上げてくれない医療指導課に対して、腰を上げざるを得ない方に協力を仰いだわけです。すると、「県としては初めてのことでよく分からなかった」から止まっているとのこと。九州大学に病気の特殊性について調査を依頼し、1月頃に医療計画部会を開く予定を立てているとの説明が県議になされたようですが、もし本当に病気の特殊性について必要であれば、もうとっくに済んでいるべき時期です。また、有床診療所のベッド数を決める法的な根拠など、果たして作ることができるのかについても疑問に思いました。

落胆しきり、しかし許可を出すほうからすれば、一抹の不安をも払拭しておきたいのかもしれません。気を取り直し、こう答えました。

専門医による手術を行えば短期間の入院で済み、ベッド規制の本来の目的である医療費の抑制につながること。追加資料でも示したようにすでに現時点でもベッドは全然足りず、19床は最低ラインであること。その対応として、良性の病気の患者を6～8カ月待たせるか、ほかの医療機関に斡旋している状況であること。これはいうなれば、甲状腺・副甲状腺手術という側面から見た地域医療の崩壊ともいえること。ちなみに、甲状腺の病気に特化した病院は日本に3カ所あるがすべて50床以上であり、正直、福岡市内の需要だけでも19床では間に合わなくなる可能性が高いこと……。

甲状腺・副甲状腺手術は非常に特殊で、広い地域から患者が集まってきます。行政で決められた医療圏外の患者は断れというわけにもいきません。同一医療圏である福岡市と伊都市の患者数だけでベッド数を決められると「福岡県庁からの通達で、福岡市と伊都市の患者分のベッド数しか認められていないので、それ以外の方はご遠慮ください。不満があれば福岡県庁まで」と掲示することにもなりかねません。

そもそも、運営の厳しさから有床診療所は減っています。そこにきて新設の許可が厳しくなれば、とりあえず休眠にしておいて、タイミングを見て病床の権利を譲れば利益が出せるだろうなどといった病床の不当な売買につながりかねず、厚労省も病床の売買を心配しているのです。

医療計画部会の開催を決めるのは県庁の役割と聞いているが、責任者は誰なのか、どこまで話が進んでいるのか、これ以上遅れるようならば生じた不利益にも責任をとってもらいたい……と、かなり挑発的なメールを送りつつ、それだけでは一向に進まないと考えて面談を申し込みました。

こちらは私とM県議。医療指導課に対し、①なぜ手続きが遅れているのかを明らかにし、

②有床診療所で許可できる病床の最大数である19床の許可、③遅くとも１～２カ月以内に、その実質的な承認を得る場となる医療計画部会の開催を要求しました。この場では、「10月には医療計画部会を開催予定である」との報告を担当者からもらいました。福岡県医師会の重鎮の先生方との面談で「医療計画部会が開かれれば何とかなる」という感触を得ていたので、博多区下呉服町で大博通りに面した２８０坪の土地を有床診療所設置目的に購入したことを伝えました。

甲状腺・副甲状腺は特殊な分野だが医療の必要性は高く、ニーズに応えるには有床診療所を設置するしかないと考えていること、福岡市医師会からも地域医療に必要との推薦をもらったこと、法律的にも問題ないと総合的に判断して決断したことも添えました。許可が遅れ甚大な損害も出てくるようであれば、申請相談して半年経っても動かない行政の責任も追及せざるを得ないこと、O課長も遅れに対する行政の非を認めてくれているのであれば、こちらも19床の認可をもらえるように新たなデータも用意し、追加の説明をする意思があることを伝えました。

そしてようやく、２０１１年1月14日に開催が決定したという連絡をもらうことができたのでした。

リーマンショックが好立地の獲得に味方していた

実は、医療計画部会の見通しが立たないなか、博多駅に近い大博通りに面した約280坪の土地の購入契約を済ませていました（契約は9月27日）。申請が通ったらすぐに建築に着手できるように、建築計画まで終えていたのです。申請が通らなかった場合は違約金が生じるし、また返済にあたっては確固たる収入源が必要です。とにかく一日でも早く有床診療所としての経営をスタートさせる必要があり、私は焦っていました。

有床診療所開設には数百坪の敷地が必要です。クリニックの近くには候補地がなかったので、博多区だけでなく隣の東区を含めて土地を探しました。しかし、県外を含む広い地域の患者を想定すると、交通の便の良さも必要です。そうなると、なかなか見つかりません。

そうこうするうちに、医薬品を扱う製薬会社の福岡支店だった建物が壊されて、駐車場になっていました。そこはたいへん好立地でした。私はすぐに不動産業者を介して「売ってほしい」と打診をしました。しかし、駐車場にしたばかりの状況もあったのでしょう、即座に断られてしまいました。

ですが運命とは分からないものです。２００８年のリーマンショックが、私には助け船になってくれたのです。

当院と取引のある医薬品卸会社と大手ゼネコンとがタッグを組んで土地売却の交渉に動いてくれたのです。折しも経済が一気に落ち込み、大手ゼネコンも大型ビルの新築案件が激減。こうした小さな案件にも積極的に営業を働きかけるようになっていたのが追い風になりました。一個人のクリニックからの売却依頼では動かなかったのが、大手２社の働きかけにより見事、狙いどおりの土地を購入することができたのです。

彼らは当院の診療状況から経営の継続性が十分あると判断できること、地域医療にも貢献できることを、資料を通して地主の製薬会社に説明してくれ、この売買には社会的な意義もあると推してくれました。そして医薬を扱う製薬会社だからこそ、私の信念を理解してくれ、売却を決断してくれたに違いありません。

第1回医療計画部会は予想外の結果に

医療計画部会の委員は、審議会委員と専門委員に分かれており、大半が医師で、ほかに薬剤師、保健師や看護師で構成されていました。当日は13名が参加し、当院の申請に対して意見が出されました。

のちに開示請求した資料によると、「病床過剰地区であり、専門医療だからといって認めることに疑問がある」「追随する施設も出てくるのではないか」と反対する意見が多かったようです。当日、県の担当者に電話したところ、「残念ながら反対意見が多かったが、これで却下されたわけではありません。会議で挙がった問題点を伝えるので、回答を用意してください」という返事をもらったのです。あらかじめ県・市・区医師会に挨拶に回り、地域に必要な施設であると「お墨付き」をもらっていたので、「根回しは十分済ませていた」つもりでした。医療計画部会さえ開催されれば許可が下りると確信していたので、この結果に崖から突き落とされたようなショックを受けました。しかしよく考えると、根回しの成果は別として、医療計画部会での審議が正しく行われたということになります。

改めて承認を得るために――第2回医療計画部会にむけて

第1回医療計画部会での疑問点は左記のようなものでした。

1. 甲状腺・副甲状腺の病気を診療する医療機関として、今後、続く可能性はどのくらいあるのか（山下先生が診察しなくなった場合、診療所はどうなるのか。採算がとれなくなり、ほかの診療科に変更することはないか）。

2. 後継者育成・専門医の確保、また甲状腺・副甲状腺の病気を学ぶための施設として、研修・教育機能はあるのか。

3. 地域医療連携に関して、ほかの医療機関からの紹介という手術前の連携と、合併する病気のある患者や術後の後方支援体制についてはどうなっているか。

「続ける可能性は担保されているか？」という疑問については「現状では続けることが難しいが、有床診療所を設置できれば医療法人化して後継者を育て、継続して地域医療に貢献できるようになる」と明記してあります。地域の後方支援に関しても「原三信病院とさらなる連携を図り、基礎疾患などの他科受診の連携や、慢性病がある遠方患者については、元の地域に戻すことを促す関係づくりが周辺地域の病院と図れている」と書きました。

最後に、この有床診療所設置を許可することで申請が続き、さらなる病床増加や医療費増大を招きかねないという「危惧」については次のように答えました。

２００７年に現行制度になって以来、産科・小児科・救急分野の有床診療所は医療計画部会を通さず設立できるにもかかわらず、ほとんど新設されていないのが実情です。また、現在の診療報酬制度では専門医療に特化した有床診療所しか成り立ちにくくなっているので、今ある診療所もかなり減っています。地域医療に必要で、しかも安い医療費で安全性の高い「効率的な」医療が提供できる施設しか申請がないと考えます。

このように誠意をもって回答を用意したものの、腑に落ちないことがありました。

というのも、この内容は部会へ提出してあった資料を担当者が読んでいれば、すぐに分かることばかりでした。何かやむを得ない事情があったのかもしれないとも思いましたが、その後、私が用意した膨大な資料は部会の当日に配られていたことを知りました。大量の資料を短時間で共有することは困難です。委員会でも「なぜ前もっていただけなかったのか？」という意見も出たそうです。有識者が貴重な時間を割いて臨む会議であり、限られた時間の中で十分な討議ができるよう、事前の準備を改めて徹底してもらいたい旨、用意した回答とともに担当者に伝えました。次回に向けての資料もかなりの内容があるため、必ず事前に資料を委員へ郵送してもらうよう念押しをしたのでした。

　ここまでまとめたとき、「次は必ず通る」と確信をもちました。委員からの指摘は皆、「地域医療に必要」ということを認めたうえでの質問だったからです。

　また内分泌内科（甲状腺を含む）を標榜している産業医科大学医学部第1内科学講座の田中良哉教授、福岡大学医学部内分泌・糖尿病内科学講座の柳瀬敏彦教授、久留米大学医学部内分泌代謝内科の廣松雄治教授より推薦状をもらい、同封しました（肩書きは当時）。

　ここまで正直、うんざりするようなやり取りを繰り返しましたが、２０１１年2月28日、

第2回医療計画部会が開催され、申請は無事通ったのでした。後日、開示請求によって記録を確認したところ、うれしい意見を見つけました。

「先行き不透明なご時世の中、しっかり計画を立て、推薦も多方面から得ている。これだけの医療機関がそうあるとは思えない。自分の医療機関が永続性を問われれば答えに苦しむだろう。当然認めてよいと思う」。悪意のある病床の売買を促しかねないという懸念点については医療指導課より、「医療法上では、病床の売買はあり得ません。基本は地域医療を引き継ぐ、その地域医療を引き継いだあと、医療法人等で努力するなかでどうしてもそこではやっていけない状況になったときに移転をするとか、そういうケースはあり得ると思っています」とも説明されていました。

また、「法の趣旨から判断しても、専門医療については地域医療の要件まで当てはめる必要はないと認識しています」との意見を伝えてくれていたことが分かりました。要するに事務局としても、私の申請は法律の枠のなかでも正当だと認識してくれ、あと押しまでしてくれたのです。

福岡県知事からは、「医療法第7条の3に規定する厚労省で定める場合として、当該の診療所に一般病床を設けることについて、当該の事項を遵守することを条件として、許可を受けることを要しないこととします」との、書簡を受け取ることができました（23医指第１３６号）。「許可を受けることを要しないこととします」、単純明快でないのが法律用語のややこしいところですが、つまりは「許可する」ということです。

　これでようやく、土地の購入を決めてから7カ月後、有床診療所の建築を開始することができたのです。申請中はつい、焦りや苛立ち、不満をあらわにしてしまいましたが、改めて、県庁の医療指導課の助けで今回の申請が成就したことに思い至りました。予想に反して行政手続きに手間を要し、たくさんの資料提出を要求されたことに対して、県庁職員に批判的な言動をしたことを反省しました。迅速に許可を受けて、この専門分野で一日でも早く貢献したいという気持ちが私を急かしていました。「初めてのケースなので時間がかかって当然」という理解が私に欠けていたのです。過去1年間の非礼のお詫びと感謝を兼ねて医療指導課を訪問し、お礼のお菓子を手渡そうとしたのですが丁重に断られ、公務員の規律を理解していなかった自分を恥ずかしく思った次第です。

コラム　医療の生産性をどのように高めるか

少子高齢化による労働人口の減少、高齢者にかかる社会保障費用（年金や医療費）の増大などの問題解決には、時間あたりの生産性を高める必要があります。生産性向上の要素で最も重要なものは単価を上げることで、通常の産業ではサービスの充実や付加価値を高めることで価格に反映させることができます。

政府は各企業に賃金上昇を求めており、これは消費を促す目的があります。医療界において前記のことを可能にするには診療報酬を上げるしかないわけですが、社会保障費用負担増のためにできないのが現状です。

単価を上げることができないなら、次の手段として効率の向上を検討しなければなりません。以下、急性期病院をモデルに考えてみましょう。

まず、血液検査のための機器はオートメーション化されてきており、人手はさほど要せずに大量の検体を短時間に測定可能となっています。一方、技師が行っている生理検査や放射線検査などでは機械化は困難です。

また、以前は「3分間診療」と揶揄されていた医師の診療時間は、十分な説明が求められるようになり、長くなっているのではないでしょうか。丁寧な説明は大事なことですが、生産性から見ると、これは低下因子になります。

手術に関しては、最近ロボット手術の採用が広がってきていますが、外科医がすべての操作に関わっているところが、自動車産業のロボット化などとは違っています。手術時間が長くなることや初期費用・維持費を考慮すると、決して生産性向上にはなりません。結局のところ、手術の生産性向上は外科医の熟練により、適切な手術を安全に短時間で終わらせることでしか得られません。

さて、前記のことを考えると、それぞれの施設が得意な分野に集約化し、生産資源をつぎ込むことが重要になりそうです。日本の生産性が低い一因として、中小企業が多いことが指摘されています。規模がないとグローバルに戦っていくことが難しいからです。医療においても生産性だけの問題ではなく、働き方改革およびそれに関わる労働者の保護が進んできていますので、今後も合併などによる規模の拡大がますます必要になると考えています。

翻って、患者の協力による医療サービスの生産性改善についても考えてみましょう。

私は米国で2年間ほど過ごしましたが、日本のようにきめ細かなサービスがなく、ある意味、損をするのも自己責任という社会だと感じました。クーポンを提出すれば安くなるサービスがあるとして、「日本ではクーポンをお持ちですか?」と尋ねられることが多いのでしょうが、米国ではそれはありません。どこかに掲示してあるので、読まない客、申し出をしない客はサービスを受けられなくて当然、という考えです。

当院には電話でいろいろな問い合わせがありますが、なかには長々と要領の得ないものも多く、病院側スタッフの時間や都合には一切構わず、一から十まで説明を求める方も少なくないようです。ゴールデンウィークなどの連休中でも予約の電話がかかることがありますし、「休診です」と答えると、「なぜ休みか」と食ってかかってくる患者もいたりするのが現状です。

実際の診療の場面でも、同様のことはまれではありません。大抵の病院では、必要な情報は院内掲示板やホームページに記載されています。電話する前や医師の診療前に要点をまとめておくなど、医療を受ける側が〝患者力〟を高めることもまた、医療界の生産性向上の一助になることを分かっていただきたいと思います。

第5章

未来——目指すは世界に発信できる施設になること

さらなる飛躍を目指し、専門病院化を実現

オープニングスタッフが来ない！

2011年7月、法務局に法人登記を行い、11月に有床診療所の許可を得ることができました。そうして年が明けた2012年1月、ついに「医療法人福甲会やましたクリニック」がスタートしたのです。

しかし、船出は順風満帆とはいきませんでした。

待ちに待った初日、入職予定だった看護師と看護助手の2名が、開院の挨拶を予定していた時間になっても会議室に姿を現しません。慌てて2人に電話をかけると、1名の看護師は「ほかに就職が決まったので申し訳ありません」とつれない返答。看護助手は、「事務長に断りの電話をしましたけど」とのことでした。

事務長に確認してもそのようなやり取りをした覚えはないとのこと。すでにクリニックの診療は始まっていました。外来・入院・手術が成り立つぎりぎりの人数だったので、2名も抜けて大変なスタートとなりました。

その当時は大変でしたが、今ではかえって断られてよかったとさえ思っています。中途半端な気持ちで入ってきて、途中で不意に辞められるほうが困るからです。数を揃えることにとらわれ、人柄に納得のできない人物を雇ってはいけません。どんなチーム作業でも質の低いメンバーを加えると、サービスの質を下げることになります。

私の妻である事務長には事あるごとにしわ寄せがいきましたが、その後、少しずつスタッフが揃い、順調に診療ができるようになっていきました。

新しい組織文化は経営者が主導して築く

有床のやましたクリニックは、寄り合い所帯に近い状態での開院となりました。スタッフに「生え抜き」が少ない状態ですから、当然といえば当然です。

すでに5年以上、外来での診察を行っていましたが、入院治療が加わるとそれに応じた体制が必要となります。そのために集めた職員は、全員がいわゆる中途採用です。経験がある人ほど、これまでの職場と同じような働き方や環境を求めがちですが、彼らの意見を聞いて他の組織の仕組みをそのまま持ち込んでもうまくいかないと分かっていました。

そう思ったのには、常識が覆された米国での生活体験が背景にありました。

米国ではマフラーやガラス窓が付いていない車が珍しくありません。米国は人々の貧富の差が大きいうえ公共交通機関が発達していないので、移動のために貧しい人々も車が必要です。冬になると除雪のために塩をまくので車体が錆びやすく、マフラーも落ちやすい。また、車検制度がなく、基本的に自己責任の国なので、マフラーや窓のありなしに行政を含めた周りが目くじらを立てることもないのです。

国の歴史や文化が違えば、常識が違うのは当たり前。これは組織においても同様のことがいえます。

そこで、私は私の理想とする「文化」を軸に組織づくりを進めました。スタッフから意見があれば、現状と照らし合わせたうえで提案を受け入れますが、基本的には私と事務長で運営方針を決めていきました。「郷に入れば郷に従え」という言葉もあります。

その一方、従来のやり方を押しつけるだけでは組織の発展性がなくなってしまいます。不都合なことがあれば、その都度修正しながら、次第に当院のやり方を確立していったのです。

現在、新しく入った職員には次のように指導しています。

「まずは当院のやり方に従ってください。ある程度期間が経てば、その必然性が分かってきます。もちろん、改善すべきところが直されず、漫然と繰り返していることもあるので、時期を見て指摘してください」

こうしてトライアンドエラーを何度も繰り返しながら、真っ白なキャンバスに、私らしい組織の姿を描くことができました。一からのシステムづくりに看護師不足が重なり、非常に多忙な毎日でした。開院後しばらく、私は特別な予定がない限り院内で過ごし、手術の翌日には朝7時半からドレーン抜去（手術後の管理のために入れた管を抜くこと）などの創部の処置も自分で行いました。まずは自らが行うという姿勢を見せたのです。

しかし奮闘する価値はあったと思います。起業して組織が確立するまでのステップは、業種によってもまちまちでしょう。しかし、立ち上げ後しばらくは、どの業種であれ起業者が率先して働かなければならない時期だと思います。

コラム　働き方改革と職員の幸せを両立する

働き方改革と職員の幸せについて興味深かった2冊の本を簡単に紹介します。

まず、慶應義塾大学の前野隆司教授の著書『幸せな職場の経営学』（小学館刊）です。前野教授は、これらの本の中で、幸せになれる4つの因子をアンケート調査の結果から割り出しました。それは「やってみよう」と言うことによる自己実現と成長、「ありがとう」で他者とつながり感謝の心をもつ、「なんとかなる」で前向きと楽観、そして「ありのままに」で他者と比較せず自分らしさをもつという4つの因子だそうです。

ポジティブ心理学という幸せを感じるにはどうすればよいかを追求する学問によると、幸せな人は創造性が3倍になり、生産性が1・3倍になるという研究報告もあるそうです。心が整って幸福度が上がっていくと、わくわくしながら多様な仲間に囲まれ、パフォーマンスも自然と上がってしまうというわけです。

人生が好転していく黄金比率はポジティブ感情とネガティブ感情が3対1という説もあるようです。本当に幸せな状態になるには、ある程度のストレスも必要だともいえるでしょう。狭く深い人間関係より広く浅い関係が幸せであり、さらに他人の利益のために行動できる利他的な人は、利己的な人より幸せという結果も報告されています。

最近、働き方改革が話題になっています。これは少子高齢化で労働人口が減少したことや広告代理店の新入社員が過労で自殺した事件がきっかけになっています。

前野教授は、組織で効率を上げたいならば、経営トップや上司が単に「時間内に仕事を終了させなさい」という号令を出しても何ら解決にはならず、先に挙げた4つの因子で幸せを追求すればおのずから効率が上がり、時短も可能になると述べています。

次に、伊那食品工業会長の塚越寛氏の『「いい会社」ってどんな会社ですか？ 社員の幸せについて語り合おう』（日経BP刊）という本からの話題です。

「はじめに」のなかで著者は、本質的な意味で社員を幸せにできない会社からは、どんどん人が離れていく時代です、と述べています。塚越会長も前野教授と同様、社員の幸せが会社の発展に結び付くと考えているわけです。

併せて、経営者として、毎年少しずつでも着実に成長し、利益を出すたくましい会社でなくては、倒産する恐れがあり、社員を幸せにできません、とも述べています。「ありがとうと言われるように、言うように」と先輩から学び、会社のスローガンとしたことも書かれてあり、これも前野教授の考えと一致しています。

伊那食品工業の取り組みで興味深いのは、掃除に力を入れていることです。

同社では「掃除を無駄と軽視すれば多くを失う」と考えて、全職員で行っているそうです。

その効果には、①どこが汚れているか自ら探そうとするので、気づきの力が高まり、顧客の困りごとをいち早く察して対応するなど、仕事のうえでも大いに役立つ②どのような方法で掃除すればきれいになるか知恵を絞って実行するので、発想力と行動力が高まる③掃除の対象物に愛着がわいてきてものを大事にする効果があり、周囲の人に対して思いやりをもって大切にする効果がある――などがあるようです。

会社の敷地は広いようですが、朝早くから公道を含めて掃除をしているとのこと。

職員に幸せになってもらい、同時に会社（病院）の生産性が高まれば、それ以上のことはないな、などと思いながらページをめくりました。

学会の主催者に立候補、自院での開催を実現

医療の世界にも、学会というものがあります。学会とは、医師や研究者などが自分たちの研究結果を発表したり、知識や情報の交換を目的とする場のことです。多数の学会がありますが、甲状腺外科の分野で主要な学会は日本甲状腺外科学会です（現在は日本内分泌外科学会に改名）。甲状腺や副甲状腺の病気の患者に最も良い治療を行えるように情報を提供する場であり、病気に関係する内分泌内科、病理、放射線科、麻酔科などの医師と連携したり、情報交換する場でもあります。甲状腺外科を目指した20年前、私も会員となり、毎年欠かさず参加して演題発表を行ってきました。

甲状腺外科医が誇りをもって仕事に専念でき、明日の医療を支える若い世代が活躍する環境を整えるため、学会は大きな役割をもちます。私は野口病院在任中に学会の事務局長を担当した経験もあり、いつか会長として福岡市で学会を主催したいと望んでいました。橋本病の発見者である橋本策《はかる》先生が九州大学第一外科の同門という縁もありました。

そこで有床診療所を開院した年の7月、2年後の開催に向けて会長に立候補して当選。

２０１４年、第47回の日本甲状腺外科学会学術集会を福岡市で開催することができました。福岡市での開催は初めてのことでした。

私が会長を務め、少ない医局員とその他の職員が一丸となって準備しました。学術集会のテーマは「知識と技術の調和を求めて」というものでした。このテーマに決めた理由は、専門医にはその分野のエキスパートとしての知識をもってほしいということと、手術をするうえで高い技術を持つべきだが、技術だけが先走って患者のその後の生活が成り立たないようにしてはいけないということからでした。

甲状腺と副甲状腺は全身に影響するホルモンを分泌するので、専門医はその生理作用を熟知している必要があります。また、甲状腺と副甲状腺は、咽頭《いんとう》・食道・気管や反回神経などの隣の位置にあります。咽頭・食道・気管は、嚥下《えんげ》（食べ物をのみ込むこと）や呼吸を担う重要な臓器ですし、反回神経は発声という大事な役目をもちます。そのため、手術で切除が必要な場合は、「根治性（根本から治すこと）」と、「手術後のＱＯＬ（生活の質）」とのバランスを考慮しなければなりません。病状が進行した甲状腺がんであれば、とりわけその必要があるといえます。

これまで開催した学会の主催者のなかで、私のクリニックがいちばん小さい組織でした。

それにもかかわらず、５００人を超える参加者を迎え、盛会のうちに学会を終了することができたのです。当院が全国区レベルの甲状腺専門施設として認められた重要な出来事で、職員にもその一員として自覚をもってもらう絶好の機会となったのです。

レアケースの症例を医療専門書籍にまとめる

私のライフワークの一つが、副甲状腺疾患の病態の解明と治療です。

甲状腺に関する書物はたくさんありますが、副甲状腺の病気について記された出版物はほとんどありません。「副」が付いた甲状腺の脇役的な臓器名であること、臓器のなかでいちばん小さく、発見されたのもいちばん遅かったこと、そして病気にかかる人が少ないのが注目度の低い理由となっているのでしょう。

副甲状腺の主な病気は、副甲状腺機能亢進症です。２００８年、甲状腺外科学会に属する施設にアンケート調査を行いました。すると、その施設の60%以上がこの病気の手術をしたのは年間5例未満という結果だったのです。これだけ数が少ないと副甲状腺に関する本を出版しても読者も非常に少ない可能性があります。私自身は内分泌外科を専門にした当初からこの病気に興味を持ち続け、幸運にもたくさんの患者を経験することができました。そこで原発性副甲状腺機能亢進症について一冊の本にまとめました。書名は、『原発性副甲状腺機能亢進症の臨床――症例に学ぶ』というもので、２０１４年のことです。

原発性副甲状腺機能亢進症の臨床――症例に学ぶ

原発性副甲状腺機能亢進症の臨床に役立てていただくために、第47回日本甲状腺外科学会の開催時に会員の先生方にお配りしました。副甲状腺機能亢進症の診断と治療については、非常に簡単な症例から、非常に難しく判断に悩む症例まで幅広く掲載しています。基礎的なことは必要最低限とし、経験のなかで診断や治療が難しかった症例をできるだけ多く掲載しました。なお、術前の診断だけでなく、治療成績を上げるさまざまな術中の補助手段についても解説しました。副甲状腺機能亢進症に関する参考書籍が少ない中、臨床に役立つ一冊として形にできました。有床クリニックでの診療を目指した目的には「後進を育てる」ということもありました。その目的と同様、できるだけ多くの内分泌疾患に興味をもつ先生方に届き、役立ててもらえればと思っています。

コラム　甲状腺の手術は美容外科の知識も不可欠

近年、甲状腺の手術は、麻酔と手術器具の進歩により非常に効率的にできるようになりました。私が研修医の頃は患者を手術室に入れ、麻酔を導入し、執刀をするまで1時間以上かかったと思います。現在、私の病院ではこの時間がぐんと短縮され、15～20分程度です。手術が終わって麻酔から覚め、病棟へ移動する時間も同じように短くなっています。

器具の質の向上も目覚ましいものがあります。糸の材質は良くなり、肌の組織に優しくごく細かい処置ができるようになりました。止血する器具、神経モニタリング装置、ラッププロテクター（開創部を開き、創縁を保護する器具）、ダーマボンド（皮膚を切った傷の接着剤）などを利用できるようになり、甲状腺外科医は安全にすばやくきれいな傷を提供できるようになっています。

見た目の面でも意外なことが分かりました。襟より上の部分の皮膚を手術で切った切開線が、時の経過とともに下がってくるのです。鎖骨の上2～3㎝にあった切開線が、数十年経つと鎖骨の下まで下がってくる場合もあります。このことから、衣服で隠れない部分を切開する甲状腺手術には、美容外科の知識が必要と感じました。

さらに、美容とは重力との闘いに尽きることも知りました。若いうちは皮下組織の弾性線維（エラスチンが主成分であり、伸縮性に富むゴムやばねのような線維である）が働くので肌にハリがあります。しかし、誰しも年を重ねると弾性線維を失い、伸縮性がなくなるため、重力に逆らえなくなってしまうのです。

甲状腺の病気は女性に多いのですが、女性のシンボルである乳房が深い関わりをもちます。乳房の重みが首の部分の傷を引っ張り続けるため、傷の上下の皮膚に慢性的な刺激を与え、それがケロイドのように赤く盛り上がって目立つ傷跡（「肥厚性瘢痕《ひこうせいはんこん》」という）を引き起こすのです。乳房そのものも年月とともに下がり、乳房の重力が働く垂直運動も加わるので、女性には手術後、重力を少しでも避けるためにきつくブラジャーを着けるよう指導します。

甲状腺専門病院でたくさんの患者を観察した結果、甲状腺を手術したあとの傷跡にはそういう男女の差があることも分かったのです。

さらなる成長のため、病院開設を目指す決意を固める

有床診療所を開院した当初は週14例程度の手術（入院期間は１週間）でしたが、その数は次第に増え、週18例となっていきました。３室の４人部屋がありますので、男女のことを考慮すると週18例の手術患者を19床で回すのは非常に困難でした。

同時に、縦隔（胸の中）に及ぶ手術や気管切除になるような場合は、入院期間が長くなるので、いまだに原三信病院の開放病床を利用させてもらっています。

２人部屋の２室を回復室にして、別の階に４床を設置するように改修しましたが、このようなやりくりでは、早晩行き詰まることは見えていました。

今後も手術数は増加が予想され、現状ですでに緊急患者を受け入れるのは困難でした。さらに、将来的には放射性ヨード治療室（厳重な放射線防護の設備が必要で、実施できる施設は限られている）を設置したいと考えていました。

そこで私は有床診療所をさらに規模拡大し、「病院」開設を目指すことにしました。つまり、もっと病床数の多い施設を運営したいと考えたのです。

病床を増やすには、既存の病床を他院から譲ってもらう以外の方法がないことはすでに述べたとおりです。

当クリニックは増床に対応できる建築構造のつもりでした。通常の有床診療所と比較すると、私のクリニックは床面積が2倍近くある5階建てで、将来病院になる可能性も含めて設計していたからです。病床を譲ってくれる施設があれば、スペースに関してはなんとかなると考えていました。

法律上、有床診療所の病床を足し合わせて病院にすることはできないことになっていました。病床を譲ってもらうなら、必然的に中小の病院に限られてきます。実際に当たってみて、検討してくれたところはいくつかありましたが、最終的にはどこも譲ってくれませんでした。

何か妙案はないかと考えていたところ、ふと医療法の改正の件を思い出しました。それは「病院と有床診療所に係る医療法に基づく諸基準の違いについては、有床診療所では48時間の入院時間の制限（48時間制限）があったが、2006年の医療法改正により、2007年1月1日より48時間規定がなくなった。そして、有床診療所と病院の病床数が同等にカウントされるようになった」というものです。

これは今回の病院開設に非常に重要な意味を持ちます。「有床診療所と病院の病床数が同等にカウントされる」ということは、有床診療所であるやましたクリニックにほかの有床診療所の病床を併せることにより、病院にすることが可能ではないかと閃《ひらめ》いたのです。温泉に浸かりながら思いついた記憶があります。机に座って難しい顔をして考えても浮かばなかったことかもしれません。

　早速、福岡県庁の医療指導課に上記について問い合わせました。県の医療指導課では判断が下せないことは想定していたので、その際には厚労省に疑義照会してもらうよう丁重に依頼しました。県の医療指導課は、すでに有床診療所化のときから私の思いを十分汲み取ってくれており、すばやく厚労省に問い合わせてくれました。

「同じ2次医療圏（既存病床数が、医療計画に定める基準病床数にすでに達している2次医療圏）に所在する複数の有床診療所の病床を集約し、当該医療圏に新規に病院開設することの可否についてご教示ください」。つまり、医療圏内の病床数は増やさず、同じ圏内にある有床診療所の病床を集約させて、新たに病院として開設させてもよいか？という問い合わせです。

　これに対しての回答は次のようになります。

「既存の病床数が総数で増加しないのであれば、明確な禁止規定はないため、可能であると考える。なお、有床診療所の病床を集約して新規に病院を開設したという事例は確認していない。また、『都道府県知事の勧告については、医政局長通知に病院または診療が移転する場合であって～（略）～増加されないときは、勧告は行わないこと』の趣旨を鑑みて、勧告を要しないものと考える」

結論として、前例はないが、有床診療所同士の病床の合併で病院開設が可能であるという、厚労省からのお墨付きをいただいたわけです。ただし「前例がないから」という理由で断られるかどうかは非常に微妙なところでした。この案件はおそらく、想定外だったために医療法で規定されていなかったのですが、明確な禁止規定はないため「可能であると考える」と判断してもらえたのは幸運でした。県庁が独自で判断を下すことはできなかったはずなので、疑義照会も依頼しておいて正解でした。

「県庁から有床診療所の病床を合わせて病院にする際の許可申請は、市内同士の合併であれば福岡市役所の保健福祉局・健康医療部地域医療課・医薬務係（以後は福岡市地域医療課）が窓口になる」との連絡があり、市役所の地域医療課を訪ねました。有床クリニックを開設した2年後の２０１４年1月のことでした。

病床の増床については、「どんな事情があるにしても、福岡市は病床過剰地区なので、行政として増床許可はできない。ただし、病床を有するほかの医療機関に福甲会の傘下に入ってもらえるなら、法人の定款変更で病床を移動することが可能」との答えが返ってきました。つまり、ほかの医療機関の病床を吸収する、いわゆるM＆Aのようなやり方であれば可能だろうということです。

増床のカギを握ったのは、意外にも……

我々の傘下に入って病床を提供してくれる人と出会うことが最重要事項となりました。事が動いたのは２０１４年、九州大学第1外科の開業医を中心とした忘年会でした。

福岡市西区で有床クリニックを開業する北野亀三郎院長が、「入院患者が少ないので経営的にはきついが診療には役立っている」と話していたのです。つまり、北野クリニックにある19床が有効に生かされていないことがわかりました。そこで年が明けて私はメールを送りました。要点のみまとめて紹介します。

「私どもの有床診療所では、常勤医５名と非常勤５名で昨年８００例の手術を行いました。患者数は毎年増加しており、19床では十分な医療提供はできなくなっています。そこで、小規模の病院で病床の権利を譲る可能性のある施設を探しております。

しかし、なかなか候補となる小規模の病院がなく、無床化が進んでいる有床診療所を含めて探しています。福岡で甲状腺・副甲状腺に特化した入院施設はないので、このクリニックを永続的に存続できる施設にしたいと考えています。それには増床が必須なのです。

先生がすばらしい実地医療をされていることは耳にしており、理解しております。病床もうまく活用されていると思います。ただ、お話を伺い、病床に少し余裕があるならば、一部でも譲っていただけないかという非常に厚かましいお願いをさせていただきたく存じます。お許しいただけるなら、実際にお目にかかり、説明をさせていただく機会をいただければありがたいです」

同じ第一外科の後輩として、重ね重ね先輩への非礼を詫びながら勇気を振り絞って出したメールでした。

北野院長からは、数日後に無理とのお返事が届きました。理由は現在の建物の病棟半分を閉鎖する場合、どのような形になるのか想像できないということと、有床診療所のベッドはどんなに集めてもあくまでも有床診療所のベッドであって、病院のベッドにはならないのではないか、との指摘がありました。

諦めず食い下がり、プレゼンの機会を得る

もっともな返事だと思いましたが、諦めずに再度返事を送りました。

その内容は次のものです。

「お返事とご指導ありがとうございました。

半分閉鎖は可能なことを役所に確認しています。しかし、若干複雑な手続きが必要になります。先生のお返事は大体想像していましたが、少しでも可能性があればと淡い期待で無謀なお問い合わせをしました。申し訳ございませんでした。

有床診療所の病床は2007年の改正より、病院と同じようにカウントするということ

になっています。その改正により、有床診療所同士の病床を併せて病院にすることが可能になった訳です。求められている医療を提供するためには病床を確保しなければなりませんので、今後も努力して協力してくれる施設を探します」

自分の非礼を詫びつつ、返事をくれた相手への感謝の念をもちながら、「自分としては諦めない」という気持ちを込めて出した返信でした。

動きがあったのはその後1年を経過してからでした。2015年4月、ある祝賀会で北野院長と再会したのです。酒席の場でしたが、1年前のメールについて詳しく説明する時間をもらうことができました。すると好意的な手応えがあり、後日、北野クリニックへの訪問につながったのです

当院の診療状況について資料に基づき説明し、病院にする必要性、市役所医療指導課から得られた情報などを伝えたところ、当院の病院化に賛同をもらいました。しかも、「自分にそのような手助けができることをうれしく思います。同時に、同門者によって設立された貴クリニックが、野口病院に並ぶ権威のある甲状腺の医療機関になることを願っています。いいチームにしましょう」と、過分な言葉をもらったのです。

私はこのクリニックを甲状腺治療の施設として重要なインフラにしなければならないという思いで頑張ってきました。優秀な人材の確保と安定した経営によって施設を継続するためには、それなりの器が必要で病院にする必要がありました。私よりおよそひと回り年長で、少年の心をいまだ忘れず、正義感が非常に強い北野院長は理学部に進学後、中途で医学部編入の経歴があり、私とも通ずるところがありました。これ以上ないめぐり合わせだったと思っています。

２０１５年８月、医療法人の定款変更が受理され、11月1日より「北野クリニック」は新たに「医療法人福甲会北野クリニック」として開院することになりました。

当日は福岡市地域医療課へ報告とお礼に行きました。今後、２つの施設がお互いに協力しながら今までどおり地域医療を行うこと、北野クリニックの一部の病床をやましたクリニックに移して病院化することについて確認をしたのです。

相次ぐ悩み　目論見が外れた増床工事

やましたクリニックは5階建てで、将来は病院にすることも見据えて設計したつもりでしたが、いざ増床作業に着手してみると、実際は5～10床程度しか増床できないことが分かりました。医療法において、1つの建物につき病床は2階分（例えば3階と4階）まで、と規定されていたからです。それだけでなく、廊下の幅が足りないところがあり、避難経路のために階段が別に必要になりました。

こうなると、新棟を建築する以外に選択肢はありませんでした。

旧棟は設計の段階で将来増床を考えた形でと伝えてありましたが、実際には配慮されていなかったのです。新棟の設計を依頼する際には、旧棟の廊下幅の改修などを含めて計画を立てていきました。費用はかかりましたが、今となっては会議室などを充実することができたので怪我の功名といえるかもしれません。「十分な器があってこそ、発展の余地が生まれる」のですから。

当院のある地区は埋蔵文化財の存在が知られており、土木工事を伴う建築の際に試掘調査（費用は行政負担）を行い、文化財を認めた場合は事業者負担で発掘調査を行って遺跡の記録を残す必要があります。旧病棟の裏側の駐車場に新棟建築を計画したところ、試掘調査で「文化財あり」との報告が出てしまいました。

これは、事業者にとっては頭の痛いニュースです。発掘調査には３カ月以上の期間が想定され、さらに役所から「調査開始がいつになるか分からない状況」との説明を受けました。

発掘を担当する人材は限られており、ほかにたくさん調査を待っているものがあるため、どのくらい時間がかかるか読めないのです。これでは費用負担だけでなく、開業の見通しも立ちません。

新棟を担当するＨ設計士に「なんとか発掘調査を免れる方法はないか」と相談したところ、発掘調査報告書をじっくり眺め、妙案が浮かんだようです。

「過去の試掘調査の結果、ＧＬ（グランドレベル）－２００㎝で埋蔵文化財が確認されました。今回予定する病院の増築は、ＧＬ－１９０㎝を基礎根切り底とすれば、埋蔵文化財への影響は少ないため、発掘調査は不要とします。ただし、工事に当たっては立ち会いを行うものとします」

これは、地盤から１９０㎝以内に基礎工事（杭は含まない）を行えば、文化財はその下にあるから発掘調査なしで建設してよいと解釈できます。Ｈ設計士のパートナーである構造設計の専門家に、上記の範囲内で建設できるか構造計算をしてもらったところ、最終的には「問題ない」との判断で、発掘調査なしでの建設に取り掛かることができたのです。

専門家に問うことにより時間とお金を節約することができたので、虚心坦懐に検討することの重要性を再認識しました。２０１６年5月より増築工事を開始し、２０１７年3月に施設は完成。４月より「福甲会やました甲状腺病院」として、再々出発することができたのです。


小さな個人クリニックから専門病院の開設までには私の力だけではなく、たくさんの人の協力がありました。なかでも影の功労者である当院の顧問税理士・西良子氏を外して語ることはできません。

顧問税理士を探すことにしたのは、開業して少し落ち着いた時のことでした。紹介を受けて数人の税理士に会ったものの、なんとなく決めることができない状態でいたのです。そんなとき、取引先の銀行に紹介してもらった税理士事務所を訪問し、最初に担当してくれたのが西良子先生でした。事務長は「この方だったら」とピンときたようで、彼女に依頼したことがのちの病院開設に結びつきます。九州大学の数学科を卒業後、教職に就き、途中で税理士に転向した才媛です。個人クリニックのころから税務処理のみならず、労務、給与や経営などさまざまな相談事に適切な指導をしてくれ、事業主として素人の私たちには本当にありがたい存在でした。

有床診療所開設の際の法人化手続きは、税理士にとってはさほどではなかったかもしれませんが、病院開設までの過程は並大抵の苦労ではなかったと思います。行政とのやり取りの際には、適切な助言や評議事項の正確な記載がどれだけ役立ったか計りしれません。北野クリニックに必要な諸手続きもすべてしてもらいました。

北野院長からは、「やましたクリニックが病院になるのは正義だから、それに協力するのに迷いはない」とありがたい言葉をいただいたものの、現実的にはいろいろな不都合があったはずです。そのことに寄り添いながら適切な対応をしてもらえたおかげで、無事に病院を開設することができたのです。開院を迎えた日には、プロジェクト成就の感激をひとしお共有しました。人との出会いは不思議なもので、ここでも良き縁に恵まれたことに感謝しています。

名称に「甲状腺」を付けた初めての病院

当院の病院名は、「やました甲状腺病院」。「甲状腺」という臓器の名前がつけられています。

実はこれ、わが病院が全国初だったのです。一般の人々に「どんな病気を診るのか」診療内容がイメージしやすい胃腸科、肛門科などと違い、甲状腺科というのはまだ一般的には認知されておらず、「どんな医療施設なのか」が分かりづらいだろう。そう思い、迷っていたのですが、ダメ元で保健所の担当に尋ねてみました。

すると「病院名については臓器名をつけてはいけないという法律はないので許可します」とのこと。これには本当に驚きました。そして私の病院以降、全国で甲状腺クリニックと命名された診療所が増えてきたように思います。まさしく、日本的な現象といわざるをえません。

余談になりますが、全国的に「ハートクリニック」とか「ハートセンター」の名称があります。以前なら心の病を診る施設だと勘違いしていた人もいたかもしれませんが、今では多くの人が心臓の病気を診療する施設だと理解しています。また「ハート」が意味するところとして、一般に分かりやすい「心臓科」ではなく、分かりにくい「循環器科」と掲げているところもあります。これは２００８年以前の規制によって、病院名で「心臓」が避けられていたからですが、かえって「何のための医療施設か」が分かりにくくなってしまっていました。個人的には、患者のメリットにならない規制は緩めて正解だったと思っています。

新築工事が上棟する前の1月、北野クリニックの15床をやましたクリニックに移動して、35床のやました甲状腺病院を開設する。そんな内容の医療法人福甲会の定款変更が行政により許可されました。そこで博多区医師会に連絡をしたところ、なんと「医師会に相談なく有床診療所を病院にした」と大変な非難を受けてしまいました。もちろん、行政からは「合法的な判断のもとで許可した」との回答があったそうですが、最初は違法行為と思って医師会から行政へ問い合わせがあったようです。

行政の許可なく病院を建設することはできますが、その場合、保険診療が認められないので、常識的に考えれば違法に病院を建築することはないと（普通は判断してくれるだろうと）私なりに考えていたのもあり、行政からの「医療計画部会を通す必要はない」という指導に沿って進めていました。私としては、同じ敷地で今までの医療を継続するだけであり、競合施設もないので地域医療にも影響はなく、医師会に報告の必要はないとも考えていました。北野クリニックにも3床の病室が残っており、以前と同様の地域医療を継続できる状況でした。

振り返れば、事前に連絡がなければ突然のことに驚き、非難しても当然です。前もって一報を入れるべきでした。「必ず病院にしたい」という気持ちがはやり、正直にいえば、既成事実をもって押し切ろうとも考えていた部分がなかったともいえません。そんな私の考え方が軋轢《あつれき》を生んだのかと思います。

「非難は覚悟のうえ」ではありましたが、このままではその後の診療に支障をきたします。福岡市と博多区の医師会長の先生方に、病院開設までの詳細な経緯を報告し、善後策を相談しました。彼らの指導に従って、近隣医師会の先生方への説明会を開催し、その後に博多区組長会で経緯の報告をした結果、穏便に取り計らってもらうことができました。

何か新しいことに挑戦するには、どの世界でも、それなりの圧力を受けるのは世の常といえるでしょう。ですが、それに屈しては何もできないことも真実です。もっといえば、軋轢を生まないように振る舞うのが大人なのかもしれません。そんなことを教えるために、この出来事が起こったのでしょう。

10周年祝賀で語った三つのホラ

クリニックを開設した当初、毎年の開院記念日に特別な行事はしていませんでした。しかし、クリニックから病院への計画が進んできており、患者も増えてきたため、職員に専門病院としての役割を自覚してほしいと思うようになりました。そこで10年の節目となる2016年7月1日、ホテル日航福岡で祝賀会を開催しました。

私は挨拶のなかで「経営者として三つのホラを吹いた」という話をしました。

一つ目のホラは、「クリニック開設より5年半後に有床診療所を開設する」。

二つ目のホラは、「有床クリニック開設より5年3カ月後に病院を開設する」。

そして三つ目のホラは、「この病院を世界に発信できる施設にする」。

一つ目のホラは、すでに実現しています。「実現するにはホラ話のように困難な状況だったが、何とか叶えることができた」と伝えました。二つ目のホラは病院開設のための新棟建設中だったので、実現間近になっています。三つ目のホラはこれから叶えるべき内容です。短期間でできることではないし、職員が一丸とならなければ不可能です。「これをホラで終わらないようにしてほしい」との願いを込めたのです。経営者として、そのために必要な準備には労を惜しまないことを誓いました。経営の安定・人材確保・研究環境の整備などには、経営者のイニシアチブが欠かせません。

三つ目のホラがホラでなくなる日が近づいていると信じてきましたが、2020年のコロナ禍で、そのペースは滞ってきているといわざるを得ません。私の記憶の範囲では、これは医療界で経験したことのない災いです。人同士の交流が制限されるという最悪の事態のなか、私たちは常に新しい局面で判断と行動を迫られ続けました。

コロナウイルスの性質は少しずつ明らかになりつつあり、ワクチン接種も開始されました。「最悪の事態」といっても、それがどのようなものか、ある程度予想できるようになりました。そろそろアクセルを踏み込まなければならないと考えています。

「三つのホラ」といいましたが、起業して成功するには、先が見えず結果がどうなるかも分からないなかで仲間を集め、出資してくれる投資家を集めなければなりません。

ならば、「ホラ」が吹けるのは、起業家にとってひとつの重要な資質であるともいえないでしょうか。真に迫った大きなホラには、人を惹きつける魅力があります。もちろん、その内容に応じて起業家にはコミットメントが求められます。ホラを吹いたらその分、身を粉にして働かなければなりません。私自身、「日本にやました甲状腺病院あり」と世界に知らしめるために、これからもできることを精一杯行っていきたいと思っています。

甲状腺専門病院として――「新しいからできること」

日本では甲状腺の病気の診療における民間病院の役割は非常に大きいと思います。

甲状腺専門病院の草分けは、大分県別府市にある野口病院です。この野口病院の年表には、１９２２年、佐藤慶太郎氏の寄付を受け、野口雄三郎先生が病院を設立したと記載されています。開院当初は甲状腺の病気だけでなく、婦人科を含めた幅広い病気の手術を行っていたようです。それが１９５０年以降、ほぼ甲状腺の病気を専門に診るようになったことを3代目院長の野口志郎先生より聞いた記憶があります。

さて、野口雄三郎先生が１９２９年にワルシャワで開催された万国外科学会に出席するため、１９２８年に隈《くま》鎮雄先生を副院長に招へいしました。実は野口先生と隈先生は九州大学第一外科出身で私の大先輩に当たり、不思議な縁を感じています。ヨーロッパまでの船旅での往復やウイーン大学での公開手術などを含めて数カ月を要したことが、野口仁志先生（志郎先生のご長男）の著書に記載されています。

隈先生は4年後の１９３２年に神戸市に隈病院を創立しました。現在は宮内昭先生が3代目の院長を務められています。

そして伊藤尹《ただす》先生が１９３７年に東京に開業した伊藤病院、この三つが三大病院と言われています。伊藤先生は同じ年に野口病院副院長を辞職した人物です。現在、伊藤病院は伊藤公一先生が3代目院長を務められています。

これらの病院は開設して80年以上の歴史があり、診療のみならず研究に関しても貢献を続けています。

三つの甲状腺病院を設立した人物が、野口病院と関わりがあるのは偶然かもしれませんが興味深い歴史です。なぜ長年、甲状腺専門病院が新しく開設されなかったのか理由は分かりません。非常にマイナーな分野のため、数軒の病院で足りており、必要性がなかったのかもしれません。

とはいえ、地理や人口を考慮すると札幌、仙台や名古屋などの都市にも、専門病院はあってもよいのではないかと思います。札幌と名古屋には、伊藤病院が甲状腺専門クリニックを開設していますので、将来的に病院になる可能性があるかもしれません。

甲状腺専門病院の歴史を振り返ると、やました甲状腺病院もまた、開設にはたくさんの人たちの協力があり、仲間と力を合わせ苦労の末に誕生したことをしみじみ思います。

当院は新設なので伝統に伴うブランド力はありません。しかし、その分、伝統やしがらみがないおかげで、思い通りに理想に向かって進むことができています。

実際、2020年6月から、ほかの専門病院に先駆けて甲状腺内視鏡手術（施設認定が必要）を開始しました。これも歴史が浅いゆえに変化を懸念する空気がなく、導入のハードルが高くなかったおかげだと思います。若い組織の特性を活かし、三大病院の背中を追いながら、この分野でさらに貢献していきたいと考えています。

ますます忙しくなる外科医の日常

外科医になって40年近く経ちました。研修医時代の医療と現在のそれとでは、隔世の感があります。

私が研修医だった昭和50年代頃、胆石症の手術での入院期間は2～3週間でした。入院後に検査と説明をして、約1週間後に手術、術後経過がよければその1週間後に退院するといった感じでした。主治医も看護師も入院患者に接する時間は長く、患者の性格や生活状況なども把握できる時代でした。その頃は、病室に高齢者はほとんどいなかった記憶があります。従って、院内での老人の転倒事故なども、さほど話題になっていませんでした。もちろん医療事故で訴えられることも少なく、医療者にとっては良き時代（昭和）ではなかったかと思います。

現在では内視鏡手術の発展により、胆石症では日帰り手術を行っているところも少なくありません。入院期間の短縮により、業務を凝縮せざるを得ないので、医療関係者は非常に忙しくなりました。その他、書類記載や説明と同意にも時間が取られてきています。

このような状況では勤務が過酷で訴訟リスクも高くなりますから、外科を志す医師は少なくなって当然といえるのかもしれません。高齢になると全身にさまざまな病気をもつようになりますから、手術のリスクも高まります。

それでは、少子高齢化により医療費削減が求められている状況で、甲状腺外科医はどう対応していけばよいのでしょうか？

まず、診断や治療の集約化を図ることが必要です。集約化することにより、診断や治療における医療の効率（時間的・金銭的）が高まります。もちろん手術による合併症も少なくなります。甲状腺外科領域は、ほかの領域に比較して集約化しやすいことは歴史が証明していますが、さらに集約化を進めなければなりません。

外科医の人員不足に対しては、外科医が手術に特化する制度にする必要があります。欧米に比べて、日本の外科医は手術以外にもたくさんの業務を担っている点は改善する必要があるでしょう。

次に、高齢化（並行して認知症患者の増加）や核家族化で、受診できない患者が増えてきます。かかりつけ医との連携や遠隔診療は、いずれ導入せざるを得なくなるでしょうが、早めに対応していくことも重要でしょう。

もちろん、医療を受ける側も時代に順応していく必要があります。大学病院・一般病院・専門病院のそれぞれの受け持ち領域がさらに進むので、正しい情報を得て病院を選択することが今以上に重要になってくることを意識していく必要があるでしょう。

診療形態と病院の仕組みの変化

私は年2回程度、九州大学医学部の学生相手に講義をしていました。そのときによく話していたのが、過去と現在の診療形態の変化を引き合いに出しながら、「現在は的確な診断を迅速に、しかも安価で提供することが求められている」ということです。これはどこか「安く、早く、美味しい」というファストフードの感覚に似ています。

例えば、私が研修医時代の超音波は腫瘍がぼんやり見える程度で、良性か悪性かを判断することは困難でした。現在の超音波は非常に画像が鮮明なうえ、コンパクトになっているので隔世の感がします。また、現在では当たり前に用いられている細胞診（採取した細胞で診断すること）はせず、術中迅速病理検査（手術で摘出した腫瘍の一部の病理検査を行い、その結果で手術を終了するかどうかを判断）を行っていました。

研修医は手術の途中で手を下ろし（助手といってもほとんど役目がありませんでした）、急いで病理検査室まで検体、すなわち切り取った組織を運び、その診断結果を伝える役目を担っていました。「医師免許がなくてもできることはいたしません」と発言するフリー医師のドラマがありましたが、過去においては、研修医が何の疑問もなく伝書鳩の役割をしていたのです。現在ではダムウェーター（小荷物専用昇降機）などで検査室に直接検体を移送し、インターホン、電話や院内メールなどで結果を知る仕組みになっていると思います。

時代の変化といえばそれまでですが、現代人（私を含めて）は待つことができなくなったのではないかと感じています。患者のクレームに「待ち時間」に関することが多いのもこれが関わっているのかもしれません。交通手段やインターネットの進歩で、遠距離でも短時間での移動や情報伝達が可能となり、時間に対する感覚が変わってきたためと考えられます。

コラム　ＩＴ後進国・日本に必要なもの

世界中が新型コロナウイルス感染症で悲惨な状況ですが、国によっての対応の違いが明確になってきています。そんななか、欧米諸国からは、日本の対応は遅いと受け止められています。その一因は、わが国の異常に遅れたＩＴリテラシーにあります。

新型コロナ感染のＰＣＲ陽性患者数が連日報道されていますが、最近まで、医療機関が手書きで必要事項を記載し、その書類を保健所にＦＡＸで送信、保健所がデータをまとめて厚労省に送るという手順で情報収集に当たっているとのことでした。

これでは莫大なデータの解析はできません。日本は衰退気味とはいえ、まだＧＤＰが世界第３位の国です。海外はわが国のＰＣＲ検査数の少なさ以上に時代錯誤な情報管理に驚いているのではないでしょうか。

この報道から、私は１９８８年にマレーシアのペナン島にアジア外科学会に参加したときのことを思い出しました。九州大学第一外科が次回のこの学会を開催予定でしたので、視察を兼ねて訪れたことがあったのですが、学会スケジュールや登録システムなどを非常に進んだＩＴ管理によって行っていることに感嘆しました。当時の私はそれなりにＰＣを使いこなしていたつもりですが、発展途上国のマレーシアに対しても相当の遅れを感じたことは、今でも忘れられません。当時は「ジャパン・アズ・ナンバーワン」といわれていた時代でしたが、残念ながらＩＴ領域では完全に後進国だったということになります。

初等教育で外国語やＩＴリテラシーの導入について積極的に議論されていますが、まずは国（行政組織）が模範を示さなければなりません。それには情報通信技術（ＩＴ）政策担当大臣の強いリーダーシップが必要ですが、適切な人材が担当されているかについては非常に疑問です。

当の大臣が自身でメールを使いこなしているかも分かりませんが、少なくともこの分野では、議員の経験（当選）回数で決めるのではなく、例えばＩＴ関連企業で活躍している民間からの起用が望ましいのではないかと思います。

医療界では２年ごとに診療報酬改定が行われていますが、そのたびに算定規則が非常に複雑になってきています。そのためのプログラム修正だけでなく、改定後の研修などで人的資源が費やされています。ＩＴによる生産性向上とは真逆の構造といえるでしょう。

今回のコロナ禍に対しては、さまざまな補助制度がありましたが、オンラインでの申請要項が複雑なことやソフトの不具合などで実用に耐えないことも問題となりました。諸外国では申請は単純にして迅速に補助の実施がなされていると報道されていますが、見習わなければなりません。

まずは、行政を司る官僚には、制度を複雑にしないことを徹底させる必要があるように思います。当院でも新たに発生した問題への対応策（約束事）が次第に増えてきますが、不要になったら削除する、という対応も忘れてはならないのです。

この原稿を執筆しながら、当院の診療マニュアルが次第に複雑化してきていることを思い出しました。小さな組織でも継続的な断捨離の精神は必要と感じた次第です。

おわりに

何があっても「人間万事塞翁が馬」

「人間万事塞翁が馬」とは、「人生における幸不幸は予測しがたい」という意味の中国の故事成語です。

私の場合、医学部卒業後、大学外科医局に入って大学病院や出張病院で研修していたときには、消化器外科医になる予定でした。博士号取得のために大学の研究所に戻り、そのときに指導を受けた教授から「胆石症」の研究を言い渡され、だんだんと肝臓・胆嚢・膵臓を専門とする方向へ傾いていったのです。

現在のライフワークである「カルシウム・ビタミンＤ代謝」も、米国留学でたまたま同じ研究室にビタミンＤについて研究している研究者がいたのがきっかけでした。

その当時は甲状腺・副甲状腺疾患の専門医療をやることなど想像すらしていませんでした。例えば博士課程で当初に予定されていた「がんの免疫療法」を研究していたら、また別の人生があったに違いありません。まったく人生とは分からないものです。

ただ私が自信をもっていえるのは、思わぬ方向に状況が転んでも、その都度、その場で一生懸命やってきたことでしょうか。予想もしなかった形ながら、専門病院の院長という立場で地域医療に関われたのは、ひとえにそういう心構えあってのことだったのだろうと思います。

何が人生を決めるか分からないという話は、小学生時代にも遡れます。あの頃、父親を病気で失いましたが、そこで見た医師の姿への思いが私を医学の世界に導いたのでした。私自身、開業2年目に大病を患い、再起不能のピンチとなりましたが、そのおかげで組織の拡大とマネジメントの重要性を痛感し、成長のきっかけとなりました。なんとか復帰したのちは、「どうせ、あのとき引退していたかもしれない身だから、これからは余分に与えられたキャリア人生だ」と割り切れたことで、なんでも果敢に挑戦することができるようになりました。

誰しも人生の重要なポイントで思い通りにいかなくて悩むことはあると思います。でも、私の人生を見てください。思い通りにいかないことだらけです。

それでもこれくらいの実績につなげることはできるのです。

思い悩んでいるときは深刻ですが、過ぎてしまえば「大したことなかった」というものもたくさんあります。「なるようになるさ」という〝ケセラセラ（Que Sera, Sera）〟の気持ちでいることが、人生の壁に向かい合う術ではないかと感じています。

この本はあと10～20年後に上梓する予定でいたのですが、今回のコロナ禍により、私の命もいつ何時、どうなるか分からないと考えるようになりました。そんな時期に幻冬舎から出版のお話をいただき、自分の人生を振り返ってみることにした次第です。

走り続けて過去を振り返ることがなかった私ですが、今回書いてみて分かったことがあります。それは、病院開設までの軌跡は、私の生い立ちとも深く関わっているということです。子ども時代に出会った人、そこで感じたこと、学んだことが私を導き、支えてくれていたのだな、と心から実感することができました。

隠しておきたい恥ずかしい過去も洗いざらい書きました。いつも前ばかり向いていたせいで記録する習慣がなく、記憶があいまいなところもありますが、ご了承ください。

紆余曲折ありましたが、今は自分の好きな道を歩きながら、社会に少しでも役立てる身になれたことを幸せに感じています。小さなクリニックから病院開設まで、いろいろな苦労はありましたが、成し遂げた爽快感は、表現できないほどです。

医療分野という特殊な世界の一人生ですが、一般的なビジネスでの起業にも通じる部分は見つけられるのではないかと思います。また、決して優等生ではなかった私の過去をつまびらかにすることにより、世の親御さんには、思い通りにいかない子育てにも希望を感じてほしいと思います。

子どもはそれぞれで、早くから自分の目的をもち、それに向かってひた走る、親からしたらとてもありがたい優等生もいるでしょうが、一方、人生半ばで使命と出会い大器晩成することだってあるわけです。なかには、獄中の記録で有名になった方もおられるくらいですから。

人生には、人それぞれの軌跡がある。少しでもそう感じていただくことができたなら、うれしく思います。

最後まで読んでくださり、ありがとうございました。

２０２１年５月　山下弘幸

山下弘幸（やました・ひろゆき）

医療法人福甲会　やました甲状腺病院院長

幼少期に父親を亡くし、片田舎のシングルマザーの家庭で育つ。大阪大学を中退するも、一念発起して徳島大学医学部に入り直し、九州大学第一外科講座に入局。関連病院への出張、大学での研究生活を経て米国オハイオ州へ留学する。帰国後、九州大学病院、別府・野口病院勤務の後、2006年、福岡市に甲状腺・副甲状腺専門の「やましたクリニック」を開業する。2012年に19床の有床診療所を、2017年には16床を増床し、現在の「やました甲状腺病院」を設立した。甲状腺・副甲状腺疾患の診療に特化した病院として検査設備を充実させ、2017年の甲状腺がん手術件数は、全国のランキングで4位の実績を誇る。

本書についての
ご意見・ご感想はコチラ

ゼロからの専門病院開設
―― 岩盤規制を乗り越えて

2021年6月30日　第1刷発行

著　者　　山下弘幸
発行人　　久保田貴幸

発行元　　株式会社 幻冬舎メディアコンサルティング
〒151-0051　東京都渋谷区千駄ヶ谷4-9-7
電話　03-5411-6440（編集）

発売元　　株式会社 幻冬舎
〒151-0051　東京都渋谷区千駄ヶ谷4-9-7
電話　03-5411-6222（営業）

印刷・製本　瞬報社写真印刷株式会社
装　丁　　石雨嫣

検印廃止

Printed in Japan
ISBN 978-4-344-93273-9 C0047
幻冬舎メディアコンサルティングＨＰ
http://www.gentosha-mc.com/